女医裏物語

禁断の大学病院、白衣の日常

神　薫

文藝春秋

プロローグ
はじめまして、女医です。

みなさま、はじめまして。私は医師免許を持つ女、いわゆる「女医」です。

一口に女医と申しましても、ゴージャスなセレブ女医から仕事一徹なまじめ女医までいろいろなタイプがありますが、その誰もが医学生時代はホルマリンにまみれながら学んできたに違いありません。

本書では私立K大学医学部及び同大学附属病院を舞台に、「医者ができるまで」をお話しします。

私が女医になったきっかけは（両親の希望もありましたが）、患者として病院に通いなれていたことでした。私には生まれつき心室中隔欠損（心臓の下方、左右の心室を分ける肉壁に穴が開いている疾患《しっかん》）があったのです。

もともと医師に親しみを持っていたところ、高校の生物学で人体に興味を持ち、もっともっと学びたいと思ったことが医学部受験の決め手になりました。

実際に医学部に入ってみれば、医学の世界は驚きの連続。想像を絶するカルチャーショック体験でした。

第1章では、人体の神秘と印象的な病気について、また、大学病院で出会った忘れ得ぬ人々の思い出を綴っています。

第2章では、医学部生活を講義編と実習編に分けてご紹介します。解剖学・組織学・病理学を中心とした実習や、迫力の法医学講義の様子をご覧ください。

第3章では、医師免許取得後に大学病院で研修医としてすごした日々のことを公開します。ラストには私が見聞きした名医・迷医列伝と、医者のホンネをちらりと書かせていただきました。

本書は元・医師による内容ですが、不快を感じられた場合はただちに読書をやめ、気分転換なさることをオススメします。

お口にあえばよろしいのですが。では、どうぞ。

神薫

目次

◎医学部実習編

第３章　研修医は見た！　病院で本当にあった泣ける話

女医裏物語

禁断の大学病院、白衣の日常

第1章　医学の世界よこんにちは

医学の世界よこんにちは

医学部専門課程にて、まず最初に学んだのは、正常な人体の構造と機能である。正常を知ったのちに、異常すなわち病気について学ぶのだ。病気……小難しく言うと「疾患」は多種多様であり、それらを診断・治療するどころか、病態を記憶するだけで医学生はてんてこまいになる。

さて本章は、K大医学部で行われた講義から著者の印象に残ったものを集めてみた。頭から足まで扱っているが、系統だって述べているわけではなく、疾患を網羅しているわけでもないので、本章の内容は本格的に医学を知りたい人向けではない。

それでも、本章のスタンスは患者無視ではないつもりだ。驚くべき人体と摩訶不思議な疾患のエピソードにより、読む人の健康意識を高めていただければ……という真摯な祈りも、執筆動機には含まれている。

ではでは、興味深い医学の世界へ、初めの一歩を踏み出してみよう。

感覚器：眼科と耳鼻科の物語

人が気を失った状態から覚醒するとき、まず聴覚が戻り、視覚はそのあとに戻るという。眼科と耳鼻科は、そんな感覚器を扱う科である。生命にかかわる疾患は少ない（とはいえ、皆無ではない）が、ＱＯＬ（クオリティ・オブ・ライフ＝生活の質）に直結することが多い診療科だ。

眼科医は「目医者歯医者が医者ならば、トンボ蝶々も鳥のうち」など、ちゃんとした医者ではないように言われることがある。だが、眼科でも硝子体手術など、半日近く時間がかかる大手術も手がけるのだよ。けっして楽な科というわけではないのに、ニセ医者が捕まると、たいてい眼科医を詐称しているのでブルーになってしまう。

白内障手術、もし頼むなら教授？　それとも……

白内障とは、目の中でレンズの役割を果たしている水晶体が、加齢により混濁して視力に影響する病気である。白内障の治療では、濁った水晶体を手術で透明な人工レンズに置き換える。これは人体プチ・サイボーグ化と言えなくもない気がする。

若い頃にコンタクトレンズを不適切に使っていると、年をとって白内障になっても手術ができず、泣きを見るので注意が必要。連続装用できないコンタクトをしたまま寝たり、寿命を越えたレンズを使い続けていると、酸素不足のため角膜（黒目の上にある透明な組織）内皮細胞が減ってしまう。角膜は五層構造になっているが、角膜内皮細胞は減っても再生しない（近視矯正手術で削るのは、再生機能のある角膜上皮細胞）ため、数が減るとひとつひとつの角膜内皮細胞が巨大化して隙間を埋めてゆく。白内障手術は角膜を切開するため、角膜内皮細胞の数が少ない患者には失明の危険が生じ、手術不適応になってしまうのだ。コンタクトレンズは便利だが、正しく使わないとのちのち後悔することになる。

＊

高齢化社会の影響もあってか、大学病院では1日に十件ほどの白内障手術が行われていた。ある教授の手術が患者から大変ありがたがられていたが、高齢ゆえ、手技がゆっくりでオペ終了まで1時間ほどもかかり（私の在籍当時。今は代替わりしている）、新進気鋭の若い医者ならば、同じオペが半分以下の時間で終了することもあった。大学病院は教育機関でもあるので、手術を見学する医学生のため、術中に教授が手技の説明を行うことがあり、手術時間が少々延びてしまいがちなのだった。

眼球と睾丸の意外な類似点

眼科領域で何よりも怖いのが、失明だ。目に何かが刺さって起きる角膜穿孔《せんこう》外傷や眼球破裂では、交感性眼炎が起きてなんともない方の目まで失明してしまうことがある。眼球は発生の早期より他の体組織から隔離されているので、ケガして眼球の成分が漏れ出ると、体は免疫上、眼球を異物と誤認して攻撃してしまうのだ。

このような、片方がケガをするともう片方まで危険になる臓器に、精巣がある。つまり片方のタマがつぶれたら、もう片方も炎症でダメになる可能性があるのだ。男性の方はご注意願いたい。

医者をだます患者

眼科では視覚障害の等級を調べたりもする。等級により受けられる給付金額が変わってくるせいなのか、ごく稀にだが、悪意を持って医師をだまそうという人がいる。

あるとき、「自分には視力がない、全盲である」と訴える患者が来院した。

脳の視覚野は後頭葉にあるため患者の後頭部に電極をとりつけ、目の前にはくるくる変化する映像を置く。もしも目が見えているならば、視覚野が反応してそれなりの脳波が記録される。主張通り全盲であれば、目の前に映像を流しても反応を見せないはず。

さあ記録開始、と思ったそのとき。

「視力を調べてるだろうがコラ！　俺の言うこと信用してないんだろうがオラ！」

患者が激怒し、検査は中止された。

主張通りにその患者が全盲であるならば、なぜ視力を調べていたことがわかったのだろうか……と、検査に立ち会った医師は言った。

耳の奥の可愛い砂場～耳あれこれ

さて、次は耳鼻科のお話。正確には「耳鼻咽喉科」といい、目以外の耳や鼻、扁桃や咽頭喉頭《いんとうこうとう》（のど）までが守備範囲だ。ただし、あごと舌と歯は「歯科・口腔外科」の領域ともなる。

耳鼻科領域の人体で面白いのが、平衡覚をつかさどる部分。耳の奥にある「耳石器《じせき》」に炭酸カルシウムでできた砂「平衡砂」があり、我々はその砂の傾きにより、体の傾きを感知している。耳の奥のミクロな砂場って、なんか可愛いと思いませんか。

耳の穴の奥にマジックで印をつけておくと、数日後にはその印がじりじりと表面まで勝手に移動してくる。耳には自浄作用があって、汚れを自動的に内側から外側へ送り出しているのだ。それを知らずに、綿棒で耳の奥まで無理に掃除しようとすると、かえって耳垢を奥へ詰め込んでしまうこともある。

＊

医師国家試験で定番の耳鼻科問題といえば、「先天性外耳道閉鎖症の患者は耳閉塞感を訴えるか」である。先天性外耳道閉鎖症とは、生まれつき耳の穴部分がふさがっている疾患。耳がふさがっているのだから、当然「耳閉塞感」の症状が出るだろうと思いがちなのだが、通っていたものが後天的にふさがるのとは違い、先天性ではふさがっているのがもともとなので、耳閉塞感は覚えない。これは一種のひっかけ問題だ。

臭ったり、血が出たり……鼻のおハナし

耳の次は鼻の話を。

鼻が臭いを感知するのは、嗅覚をつかさどる嗅神経に、臭いのもととなる分子が付着するからである。ということは、日常生活で臭いときって、ウンコや生ごみの臭い分子が鼻の中にぺちゃっと付着しているの!?　と思うと、気が遠くなる潔癖症の私であった。

近年、牛の糞からバニラ香料を抽出した研究がニュースになったが、芳香と悪臭は微妙に混ざり合っており、ウンコにもジャスミンの香料成分が含まれていると講義で聞いたのを思い出した。

鼻の中には鼻中隔という仕切りがあって、内部を左右に分割している。この鼻中隔、実に8割以上の人が曲がっている。つまり、左右非対称が普通の状態というわけ。あまりにも偏っていて支障が出る場合は鼻中隔湾曲症として手術の対象になるが、左右非対称なのは顔の個性、味わいなのだ。

意外と恐ろしい鼻血

さて最もポピュラーな鼻の疾患といえば鼻血こと鼻出血だろう。私も思春期はよく鼻血に悩まされたものである。この鼻血、ちょうど鼻の穴に指を入れて当たりやすい部分が好発部位で、ここを「キーゼルバッハ部位」と呼ぶ。こんな小難しくてカッコいい名前ではなくて、「ハナヂ部位」でいいのに……とひそかに思う。

「鼻血で死ぬことはない」とよく言われるが、鼻からの出血でも蝶口蓋動脈など動脈からの出血だと命にかかわる場合もある。

以前先輩医から聞いたのだが、彼が病院で夜間当直医をしていたとき、「鼻血が止まらないので診てください」と言われて診たところ、それは食道静脈瘤破裂からの出血であった。吐血があまりにも大量なために鼻からもあふれていたのだ。すぐに止血しなければ生命が危険になる。

ただちに内科医を呼んでください！　と言いたかったが、あいにくその夜、病院にいる医師は彼ひとりであった。

「鼻血って言われたのにだまされた……オレ、耳鼻科医なのに」と心で泣きながら、マニュアル片手に初めてS-Bチューブ（風船がついていて、ふくらませて圧迫止血できる医療用具）を使い、救命したという。

一見、鼻血に見えても、思い込まずに細心の注意が必要というお話。

こころ：精神科の物語

妄想カルチャーショック

医学部高学年になると、「ポリクリ」と呼ばれる病院での臨床実習を行う。

ポリクリで精神科をまわったときは衝撃を受けた。

K大精神科には他科と違って、病棟の入り口に柵と関所があった。入院中の患者が脱走したり自殺をはかるのを防止するためである。

昔の精神科では脱走する患者をつかまえる役割を担うため、研修医の足が速いと歓迎されたという噂。

精神病院の見学実習の際、ネクタイをしてこないように言われた。興奮状態にある患者にネクタイで首を絞められないようにとの用心らしいが、ポリクリでそんなシーンはなかった。医学生がそういった場面に居合わせないよう、病院側で配慮しているからであろう。

実際に私がKアルコール依存症治療センターを見学したときも、見学通路からは見えないどこかで「うおおおお!!」なる雄叫びと、ドンドンドンと扉を激しく殴打する音が聞こえて怖気づいたが、センターの医師は、

「あの患者さんは昨日入ったばかりでまだ落ち着いていないからね、学生さんには会わせられないねえ」

と気遣ってくれたものである。

＊

ポリクリでの忘れ得ぬ患者は、精神病院見学実習でお会いした中年男性の江戸川氏(仮名)。彼は妄想型の統合失調症で、某内科(精神科と標榜すると世間の目があって通いにくい場合があるので、内科と名乗っている精神病院)に十年以上入院していた。
対面早々、江戸川氏と医学生の我々が会話をすることになった。
私「趣味はなんですか?」
江戸川氏「読書です」
私「私も読書好きなんですよ。どんな本を読まれるのですか?」
江戸川氏「江戸川乱歩。エッチなところがいい。うっしししし(笑)」
穏やかな紳士に見えた江戸川氏から、予想だにしない単語が飛び出す。そりゃ、『芋

虫』とか乱歩のアダルト作品にはすごいものがあるけれども……いきなり、初対面の異性に「エッチなところが好き」はないだろう!! 動揺する20代前半乙女の私。でも実習は始まったばかりだ、ここでくじけてはいけない。

「あなたはどうして、ここ（病院）にいるのですか？」

同級生が核心に迫る質問をする。

江戸川氏「世界の秘密を守るために」

えっ!! それはいったいどのような秘密なのか、と尋ねたところ、

「それはあまりにも大きな、世界を根底から揺るがすような秘密だから、言えない」

と江戸川氏。

江戸川氏の語った彼の半生は、小説家もびっくりの奇想天外、波乱万丈の物語だった。

彼は大学生時代、アメリカに留学するがそこでCIAに拉致され、生きながらにして「人間ロボット」に改造されてしまう。実は彼は「ヒタチノ宮ムツヒト親王」という皇族の末裔だったので狙われてしまったのだ。

改造された彼は日本に帰国するが、アメリカの科学技術の粋を集めた「人間ロボット」ゆえに北朝鮮のスパイからつけ狙われてしまう。日本政府はアメリカの軍事機密を守るため、この病院（病院にカモフラージュしているが、実は軍事施設）に彼を潜伏させた

のだった。

一見、普通の人である江戸川氏の中には、世界を揺るがす大いなる秘密が眠っている!? しかしそれは事実ではなく、訂正不可能な空想、すなわち「妄想」なのだった。

＊

その後、江戸川氏の主治医から彼の病歴を聞いた。

「彼は薬が効いて今は落ち着いているでしょう。でも、最初は道ばたで怒鳴って暴れているところを警察官が出動して保護して、うちに来たの」

怒鳴っていたのは、ちょうど彼が「北朝鮮のスパイにつけ狙われている」と感じていたところだった。措置入院（精神科指定医が患者に自傷他害のおそれがあると判断した場合、強制的に入院させること）当初も、「スパイが毒を入れているから」と、彼は病院食を食べずにハンガーストライキしていた。ただし、ビニール袋に密封された菓子パンだけは「袋に入っているから大丈夫」と食べたのだそうだ。人間、空腹にはなかなか勝てないものだ。

長期入院生活を送っていらっしゃる江戸川氏だが、彼の妄想は薬でもなくすことができなかった。微笑を浮かべて、

「この施設にはたくさんの消火栓があるでしょう。そのひとつが、よく見ると消人栓に

なっている。そこでは毎夜0時になると、人が消えるのです」と話してくれた江戸川氏。まさか、そんな?! と、よく見れば、古い消火栓の「火」の字から点々が消えて本当に「消人栓」になっているのであった。一般には「ああ、火の文字が古くて欠けたのね」としか思わないところを、真夜中に人が消えるというエピソードまで生み出してしまう、江戸川氏の想像力の豊かさよ。しかしそれは、想像なのか、それとも病の生み出した妄想なのか。私は軽いめまいに襲われた。

その病院は古い施設なせいもあり、全ての椅子の真ん中にシミがついていた。医師の話を聞くにあたってもれなく椅子に座らなければならない身としては、それが何によるシミなのかは考えたくなかった。

それ以来、シミのついた椅子を見ると、あの病院を思い出す。

患者に好かれすぎる精神科医

精神科学の講義で、多くの著書を持つO医師が言った。

「ぼくは患者さんに好かれて好かれて。研修2年目で担当した患者さんが、いまだにぼくを指名して通院してくるくらい」

研修医の時代から一貫して指名されるなんて、よほどの人気なのね……あれ、O医師ってもういいお歳の先生で、その先生の研修2年目からずっと通院ってことは……経過の長い患者さんなのだなぁ。

人気の高いO医師、リストカットした血で描いた絵を患者からプレゼントされたことがあるという。それも複数、診察のたびに血塗られた新作をいただいたとか。本音を言えばほしくないプレゼントだが、いらないとも言えないので受け取ったそうだ。その後、O医師がその絵をどうしたのかは、誰も知らない。

医者で患者で患者を診て

また、O医師の話。ある日、「職業・医師」の患者が来院した。

その患者医師はストレスから、1週間前のことを記憶できない健忘症になってしまったのだ。

記憶障害ゆえ、患者医師は先週受診してきた自分の担当患者のことを、次の週まで覚えていられない。このままでは診療業務に支障をきたしてしまうと悩んでいた患者医師に、O医師は、

「すべての患者さんを、みんな初診なのだと思って診ればよいのです」

と、発想転換のアドバイスを送った。

不幸中の幸い、患者医師はマイナー（メジャーと呼ばれる内科外科以外の診療科のこと）専門だったので、その手で切り抜けているそうだ。

ここで不思議に思われるかもしれない。それって対症療法でしょう、記憶を失う原因をなくさなければ根本的な治療にならないんじゃない？　と。だが、記憶に混乱をきたすほどの病因ストレスにいきなり直面するのは精神的に危険なことなので、対症療法によって当座よりよく生きる方策を見出していくのだった。急がばまわれ、の精神である。

＊

次に、精神科は内科外科などと比べてヒマなイメージを持たれるが、けっして楽ではないというお話。

K大では精神科とは別に、小児科の一部に「小児精神科」なる診療科があった。そこにはひとりのカリスマ医師がいて、多くの患者から母のように慕われていた。その外来はいつも超人気であり、予約は最短でも半年待ちというすさまじさであった。

ある日、小児科医局に電話があった。患者の父親からで、カリスマ医師に娘を診てもらいたいと言う。残念ながら外来初診は半年待ちになってしまうと医局は返事をした。

数日後、またも同じ人から早朝に電話があった。カリスマ医師に替われ、と語気荒く父親は言う。医師が電話に出ると、彼はこう言った。

「娘はあなたに診てもらえず、絶望して自殺した。娘はあなたが殺したのだ」

それだけ言い終えると、電話は切れた。医師は沈痛な表情で受話器を置くと、「仕方ない、難しい」と一言もらして外来へ向かった。

果たしてカリスマ医師は冷たいのだろうか？　医師はその日もいつものように、患者の話をしっかりと聞くため、通常ならば午前中で終了するはずの外来診療を夕方5時までぶっ通しで続けた。昼食などとるヒマはない。トイレにすら一度も行かなかった。そして外来が終了すると、病棟で入院患者のカウンセリングをするのだった。医師には配偶者と子どもがいるが、月に一度帰宅できればいい方で、入院患者につきっきりのため家にはほとんど帰れない。

患者を助けたくないはずがない。だが、今そばにいる患者の命を救うだけで手一杯なのだ。それは、医療のひとつの限界なのではないだろうか。

＊

小児精神科で扱う疾患のひとつに、被虐待児症候群がある。肉体的暴力のみならず、精神的に愛情を注いでもらえない、世話をされていないなどのネグレクト（無視）も虐待に含まれる。

家庭では成長が実年齢以下のレベルで止まっていた被虐待児が、入院して保護され充分な栄養と休養をとったところ、1年で30センチ近くも身長が伸びたことがあったそうだ。精神的ストレスが身体におよぼす影響は多大なものがあると感じ、目頭が熱くなった。

＊

小児精神科の入院患者には、拒食症（神経性無食欲症）の子どもが多かった。

心ない（というより理解のない）医者は、「拒食症は怠け病だ」などと言うが、とんでもない誤解だ。彼女たち（患者は主に女性である）はセルフ・イメージの認知に歪みがあるために、生命の限界まで食事をとらない。それゆえ、脳は萎縮し心臓も衰えてしまっている。重症患者には、心停止しないかモニターをつけて夜通しチェックするくらいだ。

そんな患者を小児科の研修医が「育て直し」する。精神が赤ちゃんがえりした患者に、男女の研修医が本当の両親のごとく接するのだ。それにはオムツの交換や抱っこも含まれる。

患者が本当に赤ちゃんであったときの実の両親の年齢が研修医に近い20代くらいなので、親役には研修医が適しているのだそうだ。

＊

小児精神科の特殊性で、外来に患児の親が同伴することも多い。

ある患児がひとりでカウンセリングを受けたあと、続いて母親が医師と話をする予定になっていたが、その母親が診察室に入ってこない。何をしているのかと待合室に呼びに行ったら、びっくり。母親は娘から、医師に何を話したか事細かに聞き出している最中であった。

「たとえ親子であっても、プライバシーが全くない状態は異常。あれがなくなれば、もう少し親子関係が好転するのにね」

と、カリスマ医師はさびしげにつぶやいた。

内臓と骨：内科・外科・整形外科の物語

解剖実習が始まる前、医学部の先輩が真剣な顔でこう言った。

「膵臓って、タンパク質を溶かす酵素を分泌するから、死後はタンパク質分解酵素が膵臓自身を溶かしちゃって、影も形もなくなっちゃうんだよ。だから、解剖しても膵臓は見つからないよ」

……大嘘である。確かに、腐敗し果てた遺体ではそのような変化も起こり得ようが、解剖の際は防腐処置されているのだから内臓がなくなるはずはない。まったく、純真な後輩をからかうなんて、困った先輩もいたものだ。

内臓つながりで、胃の話。よく薬のパッケージなどに描かれている胃のイラストはルシュカ型と呼ばれる、死んだ胃の形だ。筋肉が弛緩してそうなるのであり、生きている人体内の胃はあんな形はしていない。なので、薬局で胃のイラストを見るたびに「これって、死体の胃だよな……死んでるよな……」と思ってしまうのだった。

かわいそうな肥満児

体幹部や全身の疾患は主に内科や外科が診る。

K大関連病院I病院を見学したとき、内科病棟に肥満症の患者が入院していた。まだ若いのに自分では動くのもおっくうなくらい、体に脂肪が蓄積した人だった。放置しておくとさまざまな生活習慣病に罹患《りかん》する可能性が高いため、ダイエット目的で入院したのだ。

その患者は厳密なカロリーコントロール下に置かれていたのだが、いっこうに体重が減らない。調べてみたら、患者の母親がこっそり医師やナースの目を盗んでお菓子を与えていたことが判明した。

「この子はお菓子が大好きだし、病院食は低カロリーで美味しくないし、入院していて楽しみがなくてかわいそうだから」

と母親は言うが、痩せるために入院しているのである。ドラ焼きやらまんじゅうやらケーキやらを持ち込んで与えていては、ちっともカロリーコントロールになりはしない。目標体重まで痩せなければ、退院する日にちも延びてしまうではないか。

食べたい放題でいれば高い確率でⅡ型糖尿病などの成人病になってしまうだろうし、

現にその患者は体重の負担で腰痛や関節痛を訴えているのに。

目先のお菓子が食べられないが健康になるのと、体がつらいけれどお菓子を食べられるのでは、どちらが幸せ？　患者本人の答えは、残念ながら後者のようであった。

体内で固まらず、体外で固まるもの、なあんだ？

血は体内すなわち血管内では固まらないのに、なぜ体外に出ると凝固するのか。うまくしたもので、凝固を起こす血小板は血管内皮細胞（三層構造である血管の、血液に接する内壁を構成する細胞）との兼ね合いで、血管内では固まらない仕組みになっている。

そのため、血管をつなぐ手術では丁寧に厳密に内皮同士をつなぎ合わせなければならない。縫製の粗い衣服のように外側にあるべきものが内側にはみ出ていたら、そこで血液は固まってしまう。

そんな血管手術、とくに大動脈解離などで急を要する手術の場合、血管外科医が出払っていると大変なことになる。外科医なら誰でもできる手術ではないからだ。

かつて、大動脈解離で緊急手術が必要なのに血管外科医が留守にしていて手術ができないことがあった。手をこまぬいている医師団に患者のご家族が、

「こんなに外科医がいるのに、手術ができないってどういうこと！」

と悲痛な声をあげたそうだ。

＊

脳外科・胸部外科・腹部外科・血管外科などの外科はメジャー扱いだが、整形外科は生命にかかわる疾患が少ないせいか、マイナー扱いされている。

整形外科の医師は職人気質の人がなるためか、寡黙だがテクニック勝負の渋いおじさまが多かった。当時のK大学整形外科教授は「日本一とは言わないが、手の手術なら誰にも負けない自信はある」というテクニシャンであった。そんな手の専門家教授を筆頭に、股関節、肘関節、肩関節、脊椎、足などのパーツごとに専門家がズラリそろった整形外科は、まことに豪華だった。

女の赤ちゃんが淫乱？

股関節の専門家である医師が、悲しい話をしてくれた。

ひとつは後天性の股関節脱臼の話。ある地域で、両側の股関節脱臼を起こす赤ちゃんが多かった。なぜか患者は女の赤ちゃんばかり。

調べてみると、その地域では「赤ちゃんとはいえ、女が股を開くのは、はしたない」という考え方がはびこっていた。女の赤ちゃんが産まれると、サラシをきつく腰に巻いてピンと両足を伸ばすようにする風習があったのだ。

赤ちゃんは別に、誘惑しようとして股を開いているわけではない。ただ単に赤ちゃんの体の構造上、開いているのが自然だから開いているだけである。それをはしたないとかだらしないと思うのは、汚れた大人の価値観である。

驚いた医師団は、「赤ちゃんは股を開いているのが自然なのであるから、それを無理やり伸ばしたりしないように」と人々に指導したそうだ。

先生、うらみます

同じ医師が話してくれた、若き日の過ち。

お年寄りが転倒すると大腿骨頸部骨折を起こしやすい。ここが折れると寝たきり→刺激のない生活→痴呆と進行することが多いと聞き、若き整形外科医の彼は、自分がひとりでも多くのお年寄りを手術して再び歩けるようにしてあげよう！ と理想に燃えていた。

あるときは喜ばれ、あるときは渋る家族を説得し、彼は折れた骨の人工骨頭置換術を行い続けた。それはいいことのはずだった。

姑《しゅうとめ》が転んで骨折したある家。家族は渋っていたが、主治医の説得により手術を承諾した。

そして術後経過を診るための外来で、その家の嫁は言った。

「先生、よくも手術をしてくださいましたね。おうらみ申しあげます」

驚いた医師が話をよく聞くと、姑は骨折前からすでに痴呆症状が見られていたのだった。しょっちゅう徘徊しては行方不明になるので、家族は疲労困憊していた。そんな姑が骨折して寝たきりになり、ようやく楽になれると思ったら、医師が手術をしたために再び元気に徘徊できるようになってしまったのだという。

問診を術前に徹底していれば防げた、熱意が空回りしたゆえの悲劇であった。

「寝たきりの老人がいても、家族は買い物には行けるんだよね。でも、徘徊したり暴力をふるう老人がいたら、家を空けることすらできないんだ。付きっきりでなければ……。それ以来、渋る家族を説得することはやめたよ」

医師はそうつぶやくと、深いため息をついた。

美しすぎる患者

これは肩関節専門の整形外科医から聞いたお話。

あるとき、肩関節脱臼の患者が来院した。医師は患者に会って衝撃を受けた。その患者は、彼が今までに見たことのあるどんな女性よりも美しかったからだ。

彼女はまた、悲劇的な運命にもてあそばれた人でもあった。彼女には相思相愛の恋人がおり、結婚する予定だったが、そんなふたりを悲劇が襲った。恋人は亡くなってしまい、彼女は肩関節脱臼のみで助かった。

その後月日が経ち、彼女は亡き恋人の面影を胸に抱いていたが、世の男性たちは彼女を放っておかなかった。なぜならあまりにも美しすぎたからだ。中でも熱心に彼女を想う男性が現れた。彼女も彼をいい人であると思った。

交際が始まり、ついにふたりが結ばれようとしたとき、それは起こった。彼女の肩関節がいきなり外れてしまったのだ。彼女は、新しい彼氏を作ろうとした自分を亡き恋人が許してくれないのだと感じた。彼女は悩んだ結果、その彼と別れた。

肩関節の脱臼はくせになりやすい。人によっては自分の意志で自在に肩関節をはめ外しできることは、よく知られている。しかし、彼女の場合は自分の意志と関係なく、あるシチュエーションのときのみ肩関節が外れてしまうのだった。彼女に彼氏ができて結ばれようとしたときに、毎回必ず、それは起こった。彼女はそのたびに彼氏と別れてきた。そしてついに、疲れ果てて病院の門をくぐったのだった。

整形外科医は脱臼しにくくなるように手術することも考えたが、これは心理的な問題の方が大きいと感じ、彼女を精神科に紹介した。

彼女は精神科医に悲しい過去を語った。

災害に襲われ、恋人とふたりきりで狭い場所に閉じ込められたこと。救助されるまで恋人に抱きしめられていたこと。恋人の体温が、止まらない出血とともに徐々に下がっていったこと。脱臼した肩の痛みに耐えながら、自分も彼を抱きしめていたことを。

だが、カウンセリングの途中でトラブルが起きた。彼女はあまりにも美しすぎたのだった。独身の精神科医は、たちまち彼女に恋してしまった。医師としてあるまじきことだが、その医者は拒絶されても彼女に言い寄り続けた。

その事実を整形外科医が知ったとき、すでに遅かった。もうそのときには、通院をやめた彼女の行方は杳《よう》として知れなかったのである。

整形外科医は、今でも彼女のことが気になっていると語った。どこでどうしているのかわからないけれど、罪悪感のくびきからのがれて幸せになっていてほしいと。私も心からそう願う。

皮膚：皮膚科と形成外科の物語

皮膚科は当初、泌尿器科と同一科であった。であるから、古くからの開業医院では「皮膚科・泌尿器科」なる看板が掲げられているはずである。もとはひとつの科であったのが、後年ふたつの科に分離独立したというわけ。

ゆえに皮膚科と泌尿器科で項目を構成するのが筋であろうが、ここは独断と偏見で外表外見を主に扱う科ということで、皮膚科と形成外科をひとくくりに述べさせてもらう。

ブツブツに泣かされる

皮膚科はとにかく、ブツブツすなわち皮疹《ひしん》の鑑別ができなければお話にならない。ところが鑑別診断が厄介で、湿疹はどれも見た目がよく似ているのだ。ベテラン皮膚科医は特徴を見て診断するが、医学生の目では同じようにしか見えないのであった。

K大学の皮膚科助教授（役職は私の在籍当時）は、新たな皮膚病を世界にさきがけて発見した功績を持つ人物であった。それを聞いて医学生たちはオオオッ、すげ〜!!　と興奮したが、のちに文献で調べたら、その疾患には病的意義がなかった（放っておいてもとくに害はないということ）。とたんにテンションがダウンしたが、いくら軽微なものでも疾患は疾患、医学書に名を残す世界的発見には違いないのだった。

皮膚科でも人は死ぬ

皮膚科はよく「人が死なない科だから楽でしょう」と言われる。しかし、これは大間違いである。皮膚がんの程度にもよるし、熱傷《ねっしょう》（いわゆるヤケド）で生死の境にある患者を扱うことも稀ではない。

医師である以上、どの診療科に進んでも生死と無縁ではいられないのだ（開業して、「うちは軽い疾患しか診ません！」と宣言するなら別だが）。

ちなみに、熱傷に「味噌を塗るとよい」、というのは迷信なのでやめよう。

皮膚科の忘れ得ぬ患者は、ＩＣＵの重度熱傷患者だった。その人は職場で肉をあぶり焼く釜に落ちてしまい、不幸なことに発見が遅れ、数時間もそのまま焼かれてしまったのだ。受傷《じゅしょう》部位が救命の限界ぎりぎりの広さであり、大変予後（経過の見通し）が厳しい状態だった。

皮膚科のポリクリが終了し、患者のその後は知らぬまま新たな科へ旅立った私だが、十年以上たった今でも忘れることができない。

皮膚は外界から身を守るバリヤーであり、体液を乾燥から守り包み込む臓器である。重度の熱傷によって傷ついた皮膚からは、大量に水分が失われるので輸液は欠かせない。一時的に受傷部位に清潔な豚皮を貼ることもある。豚皮が人体にそのまま生着する（無事くっつく）ことは免疫上あり得ないが、細菌感染予防や乾燥から保護する意味はある。

『ブラック・ジャック』の嘘

たとえ同種のヒトの皮膚であっても、白血球型（HLA）が違うと移植しても生着しない。

だから、手塚治虫氏の名作漫画『ブラック・ジャック』で主人公の顔がずっと半分青いのは嘘よね。時間が経てば、自分の皮膚が再生してきて（縫い目の跡はともかく）肌色になるはずだ。漫画としてはストーリーがものすごく面白いから、別にフィクションでもかまわないのだけど。

命と見た目の二択、あなたならどっち？

ヤケドのあとに皮膚がひきつれてしまうことがあり、受傷部位が口唇や眼瞼《まぶた》だと完全には閉じず、乾燥感に悩まされる。そのような場合、患者のお尻や背中から皮膚を採取してきて、ひきつれを補正する。

皮膚を取ろうにもヤケドが広範囲に及んでいて、ほしい面積を取れないこともある。そんなときは、皮膚をメッシュ状に加工して面積を増やして植皮することがある。メッシュの網目が残るけれど、救命はできる。

広範囲熱傷で移植のための皮膚が取りづらい場合、メッシュ植皮以外に大網移植という手法がある。ふだんはおなかの中で腸を覆っている大網という組織を、皮膚の代わりに移植するのだ。ただこれ、表面がデコボコしていてあまり見た目がうるわしくない。むろん、命にはかえられないのだけれど……。

手からそんな毛が生える不思議

形成外科の講義で聞いた奇談。

少年が手をひどくヤケドした。皮膚移植が必要になったので、その子のそけい部（股のところ）から皮膚を採取して、手に移植した。

数年間は何の問題もなかったのだが、思春期に怪現象が起きた。なんと、植皮した部分の手に長くて太いちぢれた毛が生え始めたのだ！　その見た目はまるで陰毛……いや、まさに陰毛。

ホルモンにうながされ、第二次性徴により手から陰毛が生えてきたのであった。そけい部の皮膚は、手に貼りかえられてもそけい部の出自を忘れなかったというお話。

形成外科医がその後、その子の手の皮をもう一度貼りかえたかどうかは聞きもらした。

生殖器：泌尿器科と婦人科と小児科の物語

泌尿器科は男性器のみを扱っているのではない。尿道、尿管、腎臓と尿路関連も守備範囲なので、女性患者を診ることも、当然ある。

泌尿器科戦争〜セクハラの嵐

泌尿器科のポリクリは壮絶なものになった。

K大関連病院泌尿器科を出張見学したときのこと。格別にプライベートでデリケートな部位を扱う科なはずなのに、そこにはセクハラ大魔王な医者がいた。いたいけな20代前半の医学生たちが実習にまわってくると、初対面でいきなり「調査だから！」と言い訳しながら初体験の年齢を訊いてきたりするのであった（いったい何の調査だ?）。

そこでは腎移植の術前に、男性患者の尿道にカテーテルを挿入するところを見学した。陰茎を保持するように言われたのは、女子医学生の私であった（男子の方が多かったのになぜだろう)。医療行為なのだから、なんということもない。指示通りに行った。

それを見ていたセクハラ大魔王が、ニヤリ一言。

「(ペニスを)愛護的に持たないようにね♪」

患者の尿路を確保しながら私は凍りついた。精一杯の強がりで、雪女みたいな目をして大魔王をにらんでやった。恥ずかしがると、セクハラ野郎を喜ばせてしまうからね……。

＊

その後、復讐と実益を兼ねて大魔王をマニアックな医学系質問攻めにして溜飲を下げた。

「外陰全欠損は何%の確率で発生するのですか?」みたいな、一生泌尿器科医をしていてもお目にかかれるかどうかわからない稀な疾患についてしつこく質問したのだ。

「君はいったい、医師国家試験で何点とるつもりなの!」

答えられずにしどろもどろになった大魔王は悲鳴をあげ、私は復讐を完遂したと思っていた。

ところが、私は大魔王に再び敗北した。泌尿器科実習の終わりに教授による試問があったのだが、大魔王は教授にちゃっかりご注進におよび、私のことを医学オタクの困ったちゃんとして報告していたのだ。私は教授試問で前立腺がんなどの臨床データを他のどの医学生よりも細かく質問され解答につまったあげく、教授から、「稀な疾患に興味を持つ前に、泌尿器科の常識を覚えなければ話にならないな！」と叱責されたのであった。

結局、私は泌尿器科には進まなかったので、大魔王へのリベンジは果たしていない。

そんなオナニーは、いけません

泌尿器科のポリクリで、陰茎絞扼症《こうやく》という疾患を知った。疾患と言ってよいのだろうか……まあ、ビョーキには違いない。自分のそういうところを縛ることによって悦びを得てしまう男性が、うっかりきつく縛りすぎて取れなくなってしまったりするものだ。

そんなにポピュラーな疾患ではないのだが、私のポリクリ期間にたまたま泌尿器科の医師がこの疾患を学会で研究発表することになっていて、その発表練習に医学生も付き合わされたというわけ。女子医学生というのは概してオクテで、中には処女のコもいるのに……大学の実習でいきなりこんなディープな世界を見せられて、男性観が歪まないか心配。

そして研究発表のスライド症例は、最悪の展開を見せた。

陰茎絞扼症は自分の性癖でやるものだから、恥ずかしい。診せたくない。ひとりでなんとかしたい。羞恥心から受診をためらっている間に、血行不良により局部が壊死（腐り落ちることである。キャーッ！）し、ようやく心の整理がついて受診したときには手遅れになってしまった悲しい症例がスライドで流され、やるせない気持ちになった。何事もやりすぎはよくないね。

勃たないと困るし勃ちっぱなしでも困るし〜ペニスの話

勃起障害（ＥＤ）は大きな悩みである。陰茎が勃起するためには、交感神経と副交感神経の微妙な調節が必要になる。原因が心の問題なのか身体の方なのかを調べるために、夜間睡眠中大事なところに切手シートを巻いたりする検査は有名だ。

対症療法のひとつでは、注射器の外套のような治療器具を陰茎にかぶせ、物理的に陰圧をかけて腫脹《しゅちょう》させる。それによって男性側が快楽を得られるとも限らないのに、パートナーのために治療を受けるのは、きっと愛ゆえのことなのね。

一方、陰茎持続勃起症という疾患がある。ギンギンだぜイェーイ、ではなく苦痛を伴うつらい病気である。原因は外傷や血栓など多岐にわたるが、稀に白血病などの血液疾患が背景にあることも。万一勃ちっぱなしになったら、恥ずかしがらないですぐに病院に行きましょう。

男性と女性の間には

あるとき、学ランを着た中学生が血尿に悩んで来院した。話を聞くと血尿が出るのは月に一度だという。月に一度の出血……月経（生理）を連想した医師が検査すると、その子は卵巣と精巣の両方を持つ真性半陰陽とわかった。その場合、内性器の状態からどちらの性別が適しているか診断し、本人の希望も考慮して、男性か女性かのどちらかに形成手術が行われる。

この話を聞いて、小児外科で腹壁破裂（生まれながらに腹部の皮膚が閉じていない状態）患者のおへそ形成手術を見学したときと同じことを感じた。本人が望むのであれば問題ないが、「何々であるべき・何々でなければならない」という社会ではなく、他人との違いも個性として受容される社会であったら治療の必要性はどうなのか、と考えさせられた。

＊

前述の中学生の例とは全く違うけれど、他にも月に一度妙な出血をする疾患がある。それは異所性子宮内膜症だ。

子宮内膜は女性ホルモンに導かれ、赤ちゃんのベッドとして厚く肥厚《ひこう》しては、月に一度月経により体外へ排出される。この子宮内膜が子宮以外のどこかにあると困ったことになる。月経周期と同調しては、出血や疼痛を起こすのだ。多くは子宮と同じ骨盤内にあるのだけれど、発生のいたずらか、稀に胸部にできることがある。月に一度の喀血《かっけつ》が、胸腔内の異所性子宮内膜症だったこともあるそうだ。

女性ってなんだろう

精巣性女性化症候群は、鈴木光司氏のホラー小説『リング』でネタになった疾患である。染色体はＸＹで男性なのだけれど、性ホルモンの受容体に問題があって男性ホルモンの効力が発揮されず、外見は女性になる疾患だ。以前この疾患の患者に会った医師が、「肌もきれいで女性よりも女性らしくて美しかった」と話していた。染色体ＸＸの一般女性でも体内に男性ホルモンが存在するので、それがムダ毛やニキビの原因になったりするものだからだ。

＊

形成外科の講義で、ロキタンスキー症候群の話を聞いた。この疾患、女性で卵巣はあるのだが、子宮がなく膣が短い。このままだと性交ができないため、お年ごろになったら膣形成術を行う。本人の小腸などを一部採取して人工の膣を作るのだ。

形成術を受けた患者さんによると、彼氏ができて深い関係になったけれど、「どこか違う」と言われ、別れてしまったそうだ。なぜ、違いがわかってしまったのだろうか。「彼氏が他の女性と浮気したとしか考えられない」と主治医は言った。

産婦人科医をめざすわけ

泌尿器科に女医は少ないが、産婦人科に男性の医者は多い。

「スケベだから産婦に行くんでしょ？」などと揶揄されることもあるが、これは間違いである。婦人科には妙齢の患者よりも熟年患者が多いし、がんの手術も少なくない。

スケベ心ではとても勤まらない職業なのだ。

第2章　爆笑!?　医学部・大学病院実話

医学部講義編

でるウロぎね子　医学部専門課程の洗礼

私立K大医学部では最初の2年間を神奈川県にあるH校舎で他学部生と共にすごす。いわゆる教養課程である。

医学部専門課程（3年生）に進級できた春、通う校舎もそれまでのH校舎から、東京都内の医学部専用Y校舎に変わった。

いよいよ人体の神秘を本格的に学べるのね！　と気分はウキウキ。

医学部校舎のとなりにはK大学病院がでんと建ち、その威容を見せつけていた。病院は新棟と旧棟からなり、当時、新棟は完成してまもなく、美しい白亜の外観であった。

「わあ、ピカピカの病院だぁ！　医学部6年間を終えたら、ここで研修医になるんだね〜」

感動に打ち震える私に、クラスメートのシニカルな女子は、

「ふっ、今は新しいけれど、私たちが卒業するころにはボロボロになっているかもね！」

と、夢も希望もないことを言い放ち、浮かれた気分に水をさすのであった。

医学生には「教科書は全科目買う派」と「買わずに先輩からもらうか図書館から借りる派」の2タイプがあった。私はろくに金もないのにとにかく「買う派」であった。買う派というより、「お部屋のカラーボックスに教科書を並べてうっとりする派」というのが正しい。飾っておくだけで読まなきゃ意味がないのだけれど。

教科書もピンキリであり、お値段数千円から数万円と高いのに内容が古いとか記述がわかりにくいなど、あまり実用的でない本もある。

高い買い物に失敗したくない。だったらオススメ教科書を先輩の医学生に教えてもらえばいいんじゃないかということで、訊いてみた。

私：こんにちは、先輩。教科書のオススメ教えていただけますか。【＊】

先輩：ん？　いいよ。何が知りたいの。

私：じゃあ、まず皮膚科などを。

先輩：ひふか？　ああ、「デルマ」ねっ。『標準皮膚科学』がいいんじゃない？

（注：皮膚科はDermatologyなので、デルマと略す）

私：ありがとうございます。あと、泌尿器科なんですが。

先輩：ひにょうき？　ああ、「ウロ」ねっ。『TEXT泌尿器科学』でいいんじゃない？
（注：泌尿器科はUrologyなので、ウロと略す）
私：あと産婦人科もお願いします。
先輩：ふじんかぁ？　ああ、「ギネ」ねっ。『NEWエッセンシャル産科学・婦人科学』が評判いいみたいだけどね。
（注：婦人科はGynecologyなので、ギネと略す）
ま、教科書なんて情報古いから、論文読んだ方がいいと私は思うけど。それじゃ。

立ち去っていく先輩。
教えてくれたのはありがたいけれども、なぜ、いちいち専門用語で言い直すの？　これが専門課程の洗礼？「デルマ」も「皮膚科」も同じ3文字じゃん。略す意味、ないじゃん。私が下級生だと思って、うわーん!!
いきなり出鼻をくじかれた私であった。

【＊先輩のオススメ教科書情報は在学当時のものなので、現在では違うかもしれない。】

K大病院隠語集

病院や診療科によっても違う医学系の隠語略語。K大で使われていたいくつかの隠語をご紹介する。

＊「フレマン」フレッシュマン（研修医1年目）の略。全科共通用語。ペーペー研修医は、名前をなかなか呼んでもらえず、「おいフレマン！」「そこのフレマン！」で済まされてしまうことがほとんど。上の人に名前を覚えてもらえれば、一人前の医師に一歩近づくことになる。

＊「ステる」患者が亡くなること。ドイツ語で、「死ぬ」という意味の「シュテルベン（sterben）」から来ている。全科共通。

ドラマや小説でも使われ始め、ちまたに広く浸透し、もう隠語の意味を果たさなくなったと思われる。医者が「昨日ステっちゃって……」などと会話しているのは「捨てる」ではないのだ。

＊「医ガギャ」全医学部生の1割程度という少なさを誇る希少生物、医学部女子（ギャル）の略。
近年、増加傾向あり。女子が非常に少ないK大のオリジナル用語か。
＊「P」Psychiatry（精神科）のP。精神科患者のこと、もしくは拡大解釈してデリケートな患者のこと。
ナーバスな患者のことを「あの人Pだから受け答えに注意して」と申し送りしたり、カルテに「P」と記したりする慣習があった。私もナイーブな性格ゆえ、同僚研修医から「おまえPだろ！　やりにくいんだよな！」と言われていたものである。


続いて、病院の略語。

あなたは「DM」を何と読む？　知人にドイツが大好きで、「心はドイツ人だ」という日本国籍の人がいるのだが、彼はDMを「ドイツマルク」と読むそうである。私はDMというと「糖尿病」のことだと思ってしまう。糖尿病（Diabetes Mellitus）の略語がDMだったのだ。普通はダイレクトメールが正解らしいと最近知った。

「生物」は、医学部においては「セイブツ」が正解。日常生活では、しばしば「ナマモノ」だったりする。

「ＳＭ」は「サドマゾ」ではなく、抗生物質「Streptomycin」の略である。組織学で言う「粘膜下層（Submucosa）」も同じく略して「ＳＭ」だ。

私の脳が、日常でおかしな解釈をして困るのは、やはり病院生活の後遺症のせいなのだろうか。こう書くと、入院していたみたいだが。

ついでに医学部での漢字の読み方をご紹介！　全部読めたらあなたも医学生？

問題・４級【病理学用語】壊死

問題・３級【発生学用語】鰓弓

問題・２級【解剖学用語その１】臍動脈

問題・１級【解剖学用語その２】左胃動脈

いかがでしょう？　簡単でしたか？　では解答編へ。

４級「えし」うっかり「かいし」と読んでしまうと、とても恥ずかしい。

３級「さいきゅう」鰓とはエラのこと。「しきゅう」と読むと教授にドヤされる。

２級「さいどうみゃく」臍はへその意。「せい」と読むとこれまた教授に怒られる。

１級　これは簡単、「さいどうみゃく」……ではない。臍動脈「さいどうみゃく」と区別するため、面倒だが「ひだりいどうみゃく」と読むのであった。

驚愕！　講義であんな写真を見せる大学

医学部専門課程の講義は選択制ではなく、全てが必修科目だった。

私は病気でもしないかぎり、講義にほとんど出席していた。そんなある日、公衆衛生学の講義に出ると先生が渋い顔をした。

「え〜女子が多いなぁ。やりにくいな。毎年の恒例だから、怒らないでよねぇ」

確かに、我々の年は女子14人（例年女子はひとケタであった）と女子の多さを誇る学年である。部活だ遊びだと言っては3分の2以上が講義を休みがちな男子学生に比べ、まじめな女子学生はほぼ全員が講義に出席していた（学年があがるにつれて、女子でもさぼる人が増えたが）。

「やりにくい」とか「怒らないで」と先生は何をおっしゃっているのかな？　と不思議に思いつつ講義を聞いていたら、スライドが映されて謎は解けた。

ええ、解けましたとも。先生は講義スライドの間にヌード写真をはさんでいたんですから！　それも、エロいグラビアみたいな、白人女性の悩ましいおヌードですわよ。まじめな講義スライドの合間合間に、パッパッと金髪ヌードが映されるのだからびっくりだ。どうやらこのヌード、男子学生の居眠り防止のためにやっているらしいのだが、女子としては腹が立つやら呆れるやらでかえって講義に集中できなかった。女性のヌードで注意を喚起しようとは、医学部とはなんたる男尊女卑、男中心社会なのであろうか。歴代K大女子医学生は、この仕打ちによくも耐えてきたものだ。眠たい女子学生のために、イケメンヌードも映せと言いたい。

講義が終わり、クラスメートの女子に、

「あれ、ヌード。ひどかったね」

と話しかけてみれば、

「あの外人ヌード、ムダ毛やシミを目立たせないためなのかピントがボケてたよね」

って、そのお返事もなんだかピントがズレてますから！　いろいろしょんぼりした講義であった。

医学部６年間を通して、意味なしセクシースライドが出たのはこの講義だけであった。勉学のためのヌードはあれども、ポルノグラフィ目的での使用は不可能なものばかりだったのだ。女子は安心したが、男子はがっかりしたかもしれない。

「チンリトラクター」下着から生まれた医療機器

K大医学部では、歯科・口腔外科の講義および実習もある。それって医学部じゃなくて、歯科医になる歯学部の領域じゃないの？　と思われるかもしれないが、歯と全身状態は密接に関連しているので、医学生が学んでおいて得こそあれ損はない。

1週間という短い期間だが、歯科の外来と病棟をじっくりまわらせていただいた。さすがに医学生が患者の歯を削ったりすることはなく歯科研修医の実習を見学するだけだったが、歯科の雰囲気や診断・治療の流れを知る貴重な体験だった。

上下歯を一気に撮るX線写真「パントモグラフィ」で、虫歯（専門的には「う歯」と呼ぶ）の有無を診たり、医学生が互いに口の中をのぞきあったり、正しい歯のブラッシング法をマスターしたりとなかなか有益な時間をすごした。医師の立場というよりも、歯科にかかる患者的立場で考えさせられることが多い実習であった。

そんな口腔外科の講義で聞いたお話。

「チンリトラクター（chin retractor）」というものをご存じだろうか。チンというのは英語で「あご」のこと。あまり聞きなれない名前かもしれないが、チンリトラクターは骨折時などにあごを固定する医療機器のことである。

患者の治療に、ある医師が頭を悩ませていた。その治療では患部を固定しておくのが望ましく、あごを閉じた状態で包帯をする。しかし、食事の際には包帯を外さねばならない。たとえ流動食であっても、あごの包帯をしたままでは口が開かないからである。飲むたびに包帯を外してまた巻いて、食べるたびに包帯を外してまた巻いて。この手間をどうにかできないものかと医師は悩んでいた。

あるとき、彼に天啓がおとずれた。ブラジャーは乳を固定する。しかしブラジャーはホックにより、ワンタッチの着脱が可能だ。これをあごの治療に活かせないものか。

そして「チンリトラクター」が誕生した。あごから頭までを固定するがホックで簡単に着脱できる、ブラジャーから生まれた医療機器である。

気になるのは、これが洗濯物として干してあるブラから発想されたのか、実際に女性からブラを外しているときに着想を得たのか、いったいどのようなきっかけだったかということだ。残念ながら講義では、肝心のきっかけについては語られなかった。機会があれば、開発者にどうだったのか尋ねてみたいものである。

医学生の勇気ある発言@放射線科

医学部高学年になると「ポリクリ」実習が行われる。ポリクリとは、臨床をいっぱい経験する病院実習だと思っていただければよろしい。医学生たちは白衣をはおり、まるで医者みたいな格好をして外来や病棟をまわる。

放射線科実習で、放射性物質管理棟を見学した。見学にあたり手にはガイガーカウンターを持ち、腰には被曝を検知する機能のあるバッジをつけた。なぜ腰につけるのかというと、そこに卵巣や精巣など放射線の影響を受けやすい生殖細胞があるためだ（実習の間、バッジが変色したりガイガーカウンターが異音を発することはなかった）。

放射線科でまず思い浮かべるのは、X線写真を撮る放射線技師であろう。では医師はどんなことをしているのかというと、診断部と治療部に分かれ、診断部は他科と協力して診断や病因究明にあたり、治療部ではがんなどの疾患に対して放射線を利用して治療にあたっているのだ。

ポリクリ放射線科の最終日に口頭試問があった。

シャーカステン（内部にライトが仕込んであり、レントゲン写真をかざして見る装置。大きなトレス台みたいなもの）に1枚の胸部X線写真を掲げた先生。

試験問題なので医学生にも解答可能な、肺に典型的な影が出ている写真が選ばれている。画像読影テストでは、放射線科できちんと勉強してきたか、知識と判断力が試される。

「さあ、君。こんな写真見たらどうする？」

指名されたクラスメートの男子学生は、はきはきとこう答えた。

「はい、ぼくなら放射線科専門医に相談します！」

それは、自分ではわからないということね？　あ〜あ、言っちゃったよこの人は！

放射線科の先生、絶句。学生一同、爆笑。てっきり怒ると思ったら先生、

「う〜ん、実際問題、それが一番正しい答えかもしれんなぁ……」

なんと、感心していらっしゃる。そして師のたまわく、

「いい加減な知識で対処せずに、判断に迷ったら自分のところで抱え込まず、専門家の判断を仰ぐのが正しい研修医の態度である」と。

正解を思いつかない男子学生が苦しまぎれに放った捨て身のギャグだったのだろうが、それが思いのほか真理をついていて教授をうならせたのであった。医学は奥深い。

耳鼻科が語る偉人と歌姫

ポリクリの耳鼻科初日、オリエンテーションは教授のお話から始まった。神妙に聞く医学生の面々。

「人は情報の80%を視覚から得ているという。しかし、映画を考えてみよう。感動的なシーンでも、音楽なしで感動できるだろうか？　感動は聴覚が担う部分も大きいのだ。耳鼻科は、そんなすばらしい聴覚を扱う科なのだよ」

感動的なお話はなおも続く。

教授は、ある男子学生を指さし、質問した。

教授「君、ヘレン・ケラーを知っているかね？」

学生「はい」

教授「それじゃ、ヘレン・ケラーがどういう人か説明して」

学生「ええと、ヘレン・ケラーは三重苦で」

教授「うむ、それから？」
学生「三重苦を克服して、看護婦になって戦場に行った人です」
学生一同「……」
教授「それは、ナイチンゲールだ！」
　学生のボケに教授のツッコミが炸裂した。同じく偉人のヘレン・ケラーとナイチンゲールが男子学生の頭の中ではごっちゃになっていたようだ。
　ヘレン・ケラーは「三重苦のひとつを治せるのなら、耳で人の声を聞きたい」と言ったそうである。耳鼻科のすばらしさを訴えるにはもってこいのエピソードのはずだったのだが、男子学生のおバカっぷりが教授の思惑を台無しにした。
　感動的な展開になっていたオリエンテーションは、シラけておひらきとなった。

＊

　今度は耳鼻科の助教授から聞いたお話。
　当時の音楽チャートを総ナメにしていた人気グループの歌姫が、声帯ポリープでK大に来院したそうだ。ミーハーな医学生たちは、芸能人の話題にすっかり色めきたった。
助教授「こないだ××××のヴォーカルの子来てたんだよ。もう退院したけどね」
学生「すごーい！　見たかった！」

「やっぱり実物はTVより細かったですか？」

「診た医者、うらやましい！」

「サインはないんですか！」

「ああ～さわりたかった!!」

助教授（騒ぐ学生は無視）「でね、喉頭鏡（のどの奥をのぞく医療機器）で診察するでしょ。そのとき、万一声帯を傷つけちゃったら歌手を引退しなきゃならないから、若くて独身の男性研修医に検査させたわけよ。『もしものときは、お前が責任とって結婚しろよ』ってね」

学生「えええ～！　うらやましい！」

「お、オレも耳鼻科に入ろうかなぁ～」

助教授「はっはっは。冗談だよ～。普通にオレが診たよ」

……冗談だったのかい！　そして、アンタが診たのかい！

歌姫が来たのは事実だが「医療ミスがあったら責任とって若い独身ドクターと結婚させる」というのは冗談だったらしい。そりゃそうだよな、向こうにだって好みがあるものな。

助教授、お茶目すぎですよ！　話の途中まで、すっかりだまされてしまった。

忘れ去られた「おっぱい」＠外科

医学部専門課程に入ったとき、ちょうど私の学年からカリキュラムが変わった。

今までは「内科」「外科」と「科」別の講義だったのに対し、「臓器」別系統講義に変わったのである。たとえば「心臓」を学ぶ週は、循環器内科と心臓外科の講義をチャンポンで受ける。

内科が終わったら外科、と科別に講義するよりも、臓器別の方が系統立った知識が身に付くということのようだ。

しかし、そこで割をくった科があった。

脳神経精神眼皮膚心臓肺血液耳鼻咽喉食道胃肝胆膵脾小腸大腸直腸肛門子宮卵巣精巣腎筋骨腱関節まで扱うカリキュラム製作過程において、誰も「おっぱい」のことを思い出さなかったのである。

そして、気づいたときはもう大半の講義は終わってしまっていた。ゆえに、我々学生には「乳房については自学自習のこと」との命令が下された。

かくして年々続いていた「乳房外科」の講義はなくなった。もちろん試験もなく、たいていの学生はテストの科目が減って大喜びし、一部の優等生は講義がないことを不満に思ったのであった。

なぜ忘れられたことに気づいたかというと、乳房外科の医師が
「おかしいな、今年はまだ講義時間割の打診が来ないぞ?」

といぶかしんで教務課に問い合わせ、発覚したのだった。

次の学年からは「乳房外科」講義が復活したようだが、我々の学年は乳房の講義を受けられず、そのぶん私大医学部の高い授業料を損してしまった。

【まめちしき:乳房は女性のものというイメージが強いので婦人科の担当と思われていることが多いが、外科が専門になる。乳房外科の医者がいない地域では婦人科医が代理で診ているようだが、乳がん検診はぜひ乳房専門の外科を受診しよう!】

教授に訊く、法医学事件簿

医学部で最も印象に残った学問は何かと問われたら、私は法医学を挙げる。そんな学生は私だけではなく、「Ｋ大医学部６年間で最も印象に残った講義」アンケート堂々１位に選ばれたのは、鈴木和男先生の法医学講義だった。先生は故人、今はもう、あのすばらしい講義を聴けないのかと思うとさびしい。

鈴木先生の講義で知ったこと、そのひとつに「口唇紋」がある。口唇紋とはくちびるのしわのことで、指紋のような個人差があり個体識別に役立てられるのだ。今でこそ口唇紋は推理小説でもネタにされたりしてメジャーになりつつあるが、当時は学生向け解剖学の本にも載っていないマイナーな存在だった。

この口唇紋発見のいきさつが面白い。

法医学者が、接待でセクシーな女性がお酒を出す店に行ったときのこと。「また来てね♪」とホステスが名刺にキスマークをつけてくれた。

手元にたまったキスマークつき名刺を見つめていた法医学者は、あることに気づいた。キスマークは一個一個、みんな違っているではないか。それが、ひとりひとり模様が違う口唇紋の発見だったのだという。なんともセクシーな発見の経緯である。

口唇紋が発見されたのち、ある街に下着泥棒が出た。女性のパンティが盗まれたのだ。容疑者は、被害女性宅の近所に住む兄弟。その兄弟の家族が、家の中にあるはずのないパンティを見つけて交番に知らせてきたのだった。

押収された証拠物件のパンティには、股間の布部分に口紅でキスマークがつけられていた。おお、なんというところにキスマークをつけるのだろう。犯人は兄弟のどちらかに違いない。兄か、弟か。ここで口唇紋の出番である。試しに兄からとった口唇紋は、証拠物件（パンティ）のキスマークとよく似ていた。兄を問いつめる警察官。

だが、兄は犯行を頑として否定する。どうも嘘は言っていないようだ。そこでよくよく確かめたら、パンティの上のキスマークは兄のものと非常によく似ていたが、ほんの一部分だけが異なっていた。

弟のキスマークを取ると、弟のそれはパンティのキスマークと紋様がピタリ一致。それが動かぬ証拠となり、めでたく犯人逮捕となった。

兄弟のように血縁者で、口唇紋は似てくるのだそうだ。

実録・法医学、死の講義

医学生が講義を受けに集う講堂。学生はさぼりがちなので、講義には全学生のうち3分の1も出席すれば上々だ。100人以上余裕で入れる講堂だが、定員いっぱいになるのは試験のときしかない。試験は欠席すれば即追試なので、「講義は休め」と言う部活の先輩も、進級に直結する試験を休めとは言わないのだ。

ある日、講堂は昼なのに真っ暗だった。光が入らぬように遮光性の分厚いカーテンがすべての窓にひかれ、電気も消されていたからだ。これからの法医学の「死の講義」のために。

死を扱う緊張からか、ふだんはムダ口をたたきがちな医学生たちも静寂を保っていた。

スライドの電気、オン。カシャ。スライドの入れ替わる音が、静かな講堂に響く。

映し出されたのは、全裸の女性。

物言わぬ彼女は背中を向けて横たわっている。青ざめた肌が彼女を、まるで名画か彫像のように見せている。

不謹慎かもしれないが、私は彼女を美しいと思った。それほどに魅力的な女性だったのだ。その青白さを照明のせいだと思い込めば、彼女は静かに眠っているかのようだった。でも、そうではないことを学生たちは知っていた。これは法医学の講義なのだから。

教授がおごそかに話し出した。

「20代女性、服毒自殺。彼女がなぜ死を選んだのか、わかりますか?」

学生たちは無言。

「彼女は自分を太りすぎだと思っていたのです。彼女が太りすぎだったら、世の中の女性はみんな太りすぎでしょうね」

彼女は、まったく太っているようには見えなかった。むしろスリムに思えるほどだった。

学生たちは、静かにため息をつく。

カシャ。次の光景が、スライドで映し出された。

血、そして名状しがたきものが。それは、一般の人よりも血になれているはずの医学生でさえも、血の気のひく光景だった。

静寂が支配する講堂に、教授の声だけが響く。

「20代男性、轢断《れきだん》、鉄道自殺。彼がなぜ電車に飛び込んだのかわかりますか?」

学生たちは無言。

「それは失恋です。人類の半分は女性であるのに、彼にとっては自分のことをふった女性だけがこの世で唯一の女性だったのです。女性など、本当にたくさんいるのに」

カシャ。

そしてまた次の光景が、すなわち死が、学生たちの眼前に現れた。

スライドはこの調子で続き、講義が終了したあとも衝撃から学生たちは無言であった。「あれ、すごかったね」などと言い出す学生もいたけれど、みな自分が目の当たりにした生死を噛みしめるので精一杯なのだった。

この講義の内容は今も忘れられない。

教授は言葉のうちに、自死してしまった方への追悼と愛惜の念をこめていらしたのだろう。

医学部実習編

恐怖の血まみれ実習@生理学

生理学（生体の構造と機能を研究する学問で、月に一度の女性的現象のことではない）実習では、血液の凝固時間を測定した。まず学生はふたり組になって、傷つけ役と出血役を決める。出血役の耳たぶを消毒したあと、傷つけ役は注射針を手に持って出血役の耳たぶを強くひっかき、皮膚が破けてポタポタ血が出るくらいの傷を作る。そしてストップウォッチを押し、出血してから完全に血が止まるまでの時間を測るのである。

耳たぶには毛細血管が多く、重要な神経や太い血管がないから傷つけても安全な場所として選ばれたらしい。じゃあ、やっぱり「ピアスの白い糸」の都市伝説って嘘よね（ピアスの穴を開けたら、耳たぶから視神経が出てきて失明したという噂）。

男子学生たちは力がありあまっているのか相手の耳を深めに傷つけてしまい、着衣に血がほとばしっていた。白いシャツに血痕をつけてあわてる者多数。

血って洗濯しても落ちにくいのだよなぁ。まるで映画『バトル・ロワイアル』のような光景である（当時はまだ『バトロワ』の小説も世に出ていなかったけれど、今思うと血まみれ具合がそっくり）。

突然「おぁあ〜！」と男子学生の悲鳴が教室に響いた。叫んだ彼はみんなと同じように耳たぶから血を流しているのだが、他の人と違うのは耳たぶの前からも後ろからも血が流れていることだった。

つまり、傷つけ役の子が力加減を間違えて、ひっかくだけのはずの注射針が耳たぶを貫通してしまったというわけ。どこをどう間違えたらそうなるんだろう、不器用にもほどがある。

「あれ、お前、耳の後ろからも血が出ているよ？」

と言われ、哀れ出血役の男子は望まずしてピアスの穴を開けられてしまったことに気づき、悲鳴をあげたのだった。

せっかく穴も開いたことだし、いい機会だからピアスでもしちゃえばよいって？

いやいや、そうはいかない。K大医学部は身だしなみにうるさく、プライベートならともかく実習中はピアス禁止だったのである。しかも穴が開いたのは片耳だけだし。

耳に穴が開いてしまうとは、恐るべし生理学実習。その後彼が正式にピアス穴を開けたかどうかは知らない。

寄生虫学、戦慄のウンコ実習

医学部4年生で、世にも楽しい「寄生虫学・熱帯医学」が始まった。何が楽しいかって、そのエキゾティックな講義とエキサイティングな実習である。

寄生虫学実習室に入ると異臭が漂っていた。田舎出身の私には、覚えのある肥だめのような濃厚な臭い。予想は的中した。実習机の上にあったのは、缶一杯の人糞だった。学校給食でシチューのときってありますよね。金属製のでっかい缶に入ってきますよね。あれですよ。あの金属缶にウンコがたっぷりどっぷり入ってるんですよ。で、そのウンコをスプーンですくい取って、食べ……じゃなくって、スライドガラスに塗りつけて顕微鏡で見る。ウンコの中にいる寄生虫卵を5種類以上見つけ、スケッチ完了したものから帰ってよしとのこと。女子はけっこう肝が座っているのか、

「とにかく寄生虫卵を見つければ帰れるんでしょ？　だったら騒いでないでとっととやって帰った方がいいじゃない」

って感じで、もくもくと作業していた。一部の男子は、

男Ａ「うわーウンコだよ本物だよ！　なんで医学部入ったのにウンコなんか塗りつけてのぞかなきゃいけないんだ〜」

男Ｂ「医学部に入ったからこそだろ！　早くやれよ、オレはお前のスケッチ写したいんだからさ！」

などと漫才のような会話をしていた。

実はこのウンコ、寄生虫学・熱帯医学教室の先生が学生実習のために用意してくださったものだった。その手間は半端ではない。清潔志向極まるこの現代に、寄生虫に感染した人糞などそうそう集まるはずもない。そこで、寄生虫学教室で培養飼育している虫卵を何のへんてつもない普通の人糞に添加し混ぜこねて、学生実習用寄生虫卵入り糞便を作成してくださったそうなのだ。そんな苦労も知らずにキャーキャー、ウンコウンコと騒いでごめんなさい。先生方の苦労に、涙。

学生用ウンコの準備など、まだまだ気楽な仕事かもしれない。なぜなら寄生虫学の研究者ともなると、自らの身に寄生虫を盛りどんな症状が現れるか研究をすることもあるのだ。寄生虫卵をわざわざ飲むなんて想像するだけで背筋が寒くなるが、それも医学発展のため。人々の健康増進を願って、医学に身をささげる先生方に頭の下がる思いがした。

キリンと化した医学生　早期暴露プログラムの悲劇

医学部1、2年ではEEP（Early Exposure Program）、日本語で言うと早期暴露計画というなんだか恐ろしげな名前の実習に参加した。医学生がまだひよっこのうちにどんどん医療を見学させて、現場の空気を吸わせろという計画である。

EEPではK大関連施設を訪問し、外来や病棟、手術室を見学した。民間の老人ホームや、研修医でさえ滅多に入れないK大標本室なども見学先に含まれていた。

EEPの日は、学校に集合してから行くのではなく各自で現地集合である。私は地方の出身ゆえ東京の複雑怪奇な地下鉄路線を乗り継ぐのは苦手だった。

さすがに始発に乗れば絶対遅刻することはないだろうと思い、EEPの日に午前5時前に起きて電車に乗った。すると、集合時間は8時なのに6時半には目的地に着いてしまった。私以外に誰ひとりおらず、見学予定病院の門は堅く閉ざされたまま。いくらなんでも、時間に余裕ありすぎだ。1時間くらい門前で眠い目をこすっていると、ようやく班員が集合、開門時刻になって病院に入ることができた。

いよいよ手術見学である。班員5人が作務衣に似たコットン製の手術衣を着る。手術のムードを知るのが目的なので、学生は手術にタッチせず見るだけだ。

執刀医の華麗な手捌きを眺めているうちに、いつしか私は強烈な眠気に襲われた。早起きして始発に乗ったせいである。自分のバカさ加減を悔やんで唇を噛んだりしてみるが効果なく、ずんずん眠気の虜になっていく。だめだ！　手術室で眠ったらみんなの迷惑になる。不謹慎だとは思うが眠気は私にとりついたまま離れてくれない。

仕方ないので少しずつ手術現場から後ずさり、手術室のすみっこに退避して直立を保ったままで眠った。そう、眠気から逃げられないと悟った私が選んだのは立ち寝。立ちながら眠る私の姿は、まるでサバンナに生きるキリンのようだっただろう。

2時間ほどで手術が終了し、学生たちは手術室を出た。

よかった、バレずになんとか切り抜けたと思った矢先、クラスメートが叫んだ。

「お前さっき寝てただろ！　怖かったよ、振り子時計みたいに上半身がゆらゆらしてて！」

ああ、やはりバレバレでした！　患者さん、先生、眠っちゃってすみませんでした。

遅刻したくない一心で早起きしすぎ、かえってヤバいことになった思い出である。

解剖実習エボリューション

医学部といえば解剖がつきもの。でも、いきなりヒトじゃないので安心してね。まずは1、2年生で学ぶ生物学（必修）で小さな生物からスタート。コオロギ、カエル、ヒヨコ、マウス、ウサギを経て、最終的にヒトに行き着く。

コオロギの解剖は大変に難しかった。配られたプリントには見るべきポイントとして「マルピーギ管」などが図示されているが、生物学の先生、「まあ見えないと思うけどね」と言う。見えないのなら何のために昆虫の解剖をさせるのだろう。いぶかりつつ、解剖台にピンでとめたコオロギ（本物）の皮をピンセットでつまんではがす。コオロギは外骨格生物なので、皮をはがすとペリッというかペキッというか、キチン質のえもいわれぬ感触がする。虫が苦手なら背筋におぞけが走ることうけあいだ。

そして、踏んづけたことのある方ならご存じかと思うが、コオロギの中身は真っ白なのである。とにかく小さくて白くてもわもわしてて、何がなんだかさっぱりわからない。

一応わからんながらも中身をスケッチし、コオロギの遺体を片づけて実習は終了したが、この実習が何の役に立ったのかよくわからない。医学生に度胸をつけさせる目的だったんだろうか？

＊

生物学解剖実習で、最も多くの時間を費やしたのはカエル。カエルは医学生の友、解剖の基本なのだ。解剖するのは小さなアマガエルではなく、15㎝ほどもある大ぶりなウシガエルだ。カエルを怖がっていては単位が取れないので、女子といえど必死で解剖に取り組まなければならない。

私がかつていたことのある、某地方大医学部での生物学実習では、「まないた」のような木製の解剖台の上に麻酔したカエルを置いて解剖していた。まず皮膚を丁寧にはがし、内臓、筋肉、骨格とカエルという生き物の全身を眺めつくすのだ。

カエルは両生類であるから、その全身は粘液で覆われてぬるぬるとしている。ゴム手袋ごしとはいえ、ぬらぬらと解剖台の上をすべりまくるカエルに難儀していると、となりから鼻歌が聞こえてきた。

見たらとなりの女子医学生は、カエルをすいすいと解剖していた。左手にピンセット、右手にはメス。えっ、押さえてもいないのにどうしてカエルがすべらないわけ？

なんと、彼女はメスを2本カエルの両脇にぶっ刺して、解剖台にはりつけにしていたのだった。確かにああすればすべらないよなぁ、と合理的アイディアに膝を打ったが、カエルは麻酔されているとはいえ生きている。最終的には死なせてしまうにしても、メスでくし刺しにしてはりつけというのはいかがなものか。

K大でもカエルの解剖をよく行ったが、生きたカエルではなくアルコール漬けのカエルを使っていた。生きたカエルの解剖で感じたような、勉強のため自分のメスで小さな命を奪う罪悪感は薄らいだが、死体には死体なりの苦労があった。

カエルの内臓解剖の日、のどから腹まで一直線にメスで切開することになった。多くのカエルは前足をダラリと両脇にたらしたままで死んでいる。なのに私に配られたカエルは、なぜかガッシと前足を組み合わせていた。腕組みしたまま死後硬直したカエルである。腕をつかんで開こうとしたが、固まってしまっていて取れない。指に力をこめても、腕組みが外れたと思いきや、ぐぃぃんと元に戻ってしまう。まるで形状記憶のようだ。硬直した腕を避けながらの内臓解剖は難航したのであった。

数ヶ月に及んだカエル解剖が終了したとき、生物学の先生に、

「これで君たちはカエルを骨までしゃぶりつくしたね」

って言われてちょっぴりイヤだった。けっしてカエル、食べてませんからね～!!

良いメス悪いメスと解剖流血事件

医学部3年生、解剖学の実習が始まる夏のこと。業者の人が大学に営業に来て、医学生たちはメスとピンセットのセットを購入した。メスセットのお値段は1万2千円。見た目は小学生の彫刻刀セットみたいなのに高い。

そして解剖実習室で、私はショックを受けた。そこには先輩のおさがり、自由に使っていい共用のメスとピンセットがごろごろあったのだ。賢い医学生はそれを知っていたので、メスセットなど買わないで実習にのぞんでいた。

私は「せっかく高い金を払って買ったのだし、自分のメスとピンセットを使うわ！」とがんばっていた。解剖実習は体力面できつく、組織をピンセットでつまみ取る作業を1日何時間も毎日続ける。虚弱な私なんか両手の親指関節に炎症を起こしてしまうほどだ。新品のピンセットはバネが強くてつまむのに力を要したのであった。

関節に炎症があろうとも実習期限は延びないため、痛む手で必死に解剖を行っていた。

親指を壊している間は、ドアノブや蛇口をひねるのも激痛で一苦労だ。

ある日、先輩のおさがりピンセットをうっかり間違えて手にした。

驚愕、何このエンジェルタッチは！　おふるのピンセットは幾多の先輩たちの実習を経てバネがしなやかにしなり、つまみやすいことこのうえなかったのである。1万2千円で新品ピンセットを買って、おまけに両手を傷めた私っていったい……。

解剖業界ではメスは木製（刃の部分だけ金属）がよいとされている。柄が木製のメスは脂を吸ってすべらないからだ。この場合脂というのは人脂なわけで、それがメスの柄に吸収されていくのを想像すると怖い。

1万2千円セットのメスは柄が木製だった。

先輩ゆずりのおふるのメスは耐久性のある金属製だった。漫画『ブラック・ジャック』に出てくるような、刃先から柄まで金属のメスだ。金属製は煮沸消毒が容易なため、衛生面では木製よりもよい。

ところが、金属製メスで事故が起きてしまった。

脂で手のすべった男子学生が、金属製メスを落とした。床に落ちてカラーンと転がると思ったら、落下音は聞こえてこない。不思議に思って下を見ると、メスは下駄を履いていた男子学生の素足にざっくり刺さっており、一呼吸おいてから、ぽろりと床に落ちた。男子学生の足からは、血が弧を描いてぴゅ〜っと噴き出した。

メスが刺さった男子もそのまわりも医者のタマゴばかりゆえ、騒がずあわてず足を止血。すぐさま学生健康センター（学校の保健室にあたるところ）に行ったので、大事には至らなかった。

柄が木製のメスだったら金属製のメスよりも軽いので、あんなに深くは刺さらなかったかもしれない。メスの材質も一長一短である。

解剖実習後、せっかく買ったメスセット1万2千円はもう不要になってしまった。解剖学教室に進むのでもないかぎり、私がこの先解剖専用メスセットを使うことは未来永劫ないであろう。

先輩にならって解剖実習室に寄付したかったけれど、なんとなく寄付しそびれ、かと言って人脂を吸ったメスを家に持ち帰る気にもならず、研修医・学生共用ロッカーに放置してきてしまった。

あのメスセット、どうなったのだろう。後輩が解剖実習に使ってくれているといいけれど。

あまり大声では言えない解剖の話

以前、病院に出入りする製薬業者から、

「医学部って解剖とかするんですよね？　それって本物の人間をするんですか？」

と訊かれたが、本物じゃないならば何を解剖すると思っているのだろうか。ロウ人形か？

得意な人というのもそうそういないだろうが、私は解剖実習が苦手だった。勉学のためと思っても、実際にご遺体を前にしてかなり怖気づいてしまい、腰がひけ気味だったのである。それでも、

「この方は医学の発展のために献体してくださったのだから、一所懸命学ばなくちゃ！」

と勇気を奮い起こして解剖をしていたが、試問に落ちて再実習することになった。

再解剖実習は早朝から夜までやらないと間に合わなかった。

夕方、気づけば広い解剖実習室に、生きている人間は私だけになっていたりした。ご遺体も含めれば一部屋に30数名の人がいることになるが、夜中にたったひとりで作業を

していると気のせいか背筋がすうすうしてきたりして、あわてて帰り支度をしたものである。

そんな再解剖実習のある日、解剖室の（遺体）管理人が私のいる解剖台に歩み寄り、話しかけてこられた。【＊】

管理人「あなたは最初手つきがぎこちなかったけど、このごろメス捌きが上手くなったねえ」

私「はい、おかげさまでありがとうございます」

管理人「この人、20年くらい前の行き倒れ身元不明死体だったから、どうかしらと思ったんだけど、案外状態がよくてよかったなあ」

それを聞いて私びっくり!!　えっ、この方は、本人の遺志による献体じゃなかったの？　身元不明遺体でしたの？　道理で皮下脂肪層がとっても薄いと思ったんだ！　それに20年前ってどういうこと!?

医学生なんだから、科学的思考と態度で実習にのぞみたい。頭ではわかっているのだけれど、動揺した私は「同意の上じゃないのに解剖しちゃって呪われそう」なんて非科学的な想像に襲われてしまった。

解剖実習のご遺体は「白菊会」という団体を通して献体されているのが普通だ。献体のシステムが確立する前は、受刑者や無縁仏を解剖したと聞くが……。管理人のジョークであってほしい。

【＊解剖室は可燃性のホルマリンがふんだんに使用されているため、遺体管理は危険物取扱者の資格所有者が行っていた。無資格の一般人に管理をやらせるわけがないから、「死体洗いのアルバイト」って嘘よねえ。】

おしゃれすぎた悲劇の女子医学生＠解剖学

Ｋ大医学部附属高校から内部進学の生え抜きエリート学生、お嬢さまのＵは、金持ちの多いクラスメートの中でもひときわおしゃれな存在だった。

テスト当日、多くの学生は朝飯の時間も惜しんで試験直前まで詰め込み暗記、前夜風呂に入ったかどうかも怪しく髪の毛くしゃくしゃ、顔は脂ぎって徹夜明けと一目でわかる格好でテストを受けていたものである。でも、お嬢さまＵはテストのときもあわてずおしゃれであり、余裕でぐんぐん試験をパスしていた。きっと見えないところで日々コツコツと努力しているんだろうな。そうでなけりゃおつむのデキが私などとは全然違うかだ。

私は、夏休み３週間を費やす再解剖実習となった。再解剖は試問に落ちた人だけだから、本来のカリキュラムの半分以下の人数で行う。それゆえか、実習期間も半分ほどしかない。一度経験しているから要領よくスピードアップできる、と上の人は考えたのかもしれないが、そううまくいくものではない。

頭頸部《とうけい》（首から上だけ、脳は除く）や胸部上肢（胸と両手）は少ない人数でも必死で実習すれば間に合うが、腹部下肢（腹と腰および両足）は内臓などパーツも多く、他の身体部位より脂肪も厚くて時間がかかる。再実習期間に少人数で腹部下肢を完了させるのはかなり大変だった。

ゆえに、先に受かった医学部生たちは、落ちた学友のためボランティアで再解剖の手伝いに来てくれた。再解剖の日程が厳しいせいか、医学部生同士のヘルプ行為は黙認されているようだった（友人のヘルプではなく、本人が自主的に解剖を学びたいという名目になっていたけれど）。

勉強が一番の目的なのだから、学問上重要なところは落ちた学生が解剖する。分厚い脂肪の除去ヘルプなど、単純作業だけボランティア医学生がしてくれるのだ。

もしズルをして他人に解剖をしてもらったとしても、人体は教科書通りではなく案外イレギュラーなところがある。血管は分岐走行の個人差が大きいし、個体によって、あったりなかったりする筋肉すら存在する。自ら実習しなければ把握できないポイントがたくさんあるので、学生がさぼることはほとんどないのだった。

我々の腹部下肢実習のヘルプにくだんのお嬢さまUが来てくれることになったある日。

ヘルプのUが解剖専用更衣室に入ろうとしたところ、

「こらあああ！　看護学生を勝手に入れるな！」

解剖学の先生の怒鳴り声が響いた。

えっ、看護学生はいませんけど？

不思議に思って入り口を見てみれば、ヘルプに来てくれたUの格好が超イケてた。Uは栗色の髪に、ふんわりゆるやかパーマで、服は純白ボディコン、マイクロミニのノースリーブワンピでその脚線美を惜しげもなく披露し、サンダルも服に合わせて白いハイヒールだった。

ふだん超おしゃれなUも、正規カリキュラムの解剖実習時はおとなしい服装をしていた。だが、試験にパスして夏休みを満喫していた彼女はイケイケおしゃれモード全開になっていたのだ。これでは先生に誤解されても無理はない。

みんなで彼女が看護学生ではなく同学年の医学部生であることを説明し、先生にも納得していただいた。

K大看護学校にはきれいなイケイケおねえさんがたくさんいるが、医学部女子はメイクも控えめ服装もコンサバなコが多かった。学生の間では、おしゃれしているコに「今日はなんだか看護みたいじゃーん」などと言っていたくらいであるから、「医学部女子はダサいが、看護女子はおしゃれ」と先生の頭に刷り込まれていたのだろう。ちなみに、そのときの私の服装はバーゲンセールで買った390円のノーブランドTシャツに、高校時代着ていたアズキ色のジャージの下。実習なのだから誰にファッションを見せるでもないし、私はいつもそんなダサダサな感じで登校していたのだった（K大医学部女子の名誉を守るため、Uみたいにおしゃれな女子学生もいることをつけ加えておこう）。

先生によれば、以前、看護学生に恩を売って（？）モテようとしてか、夏休みの解剖実習室に看護の女子を許可なく連れ込んだ男子医学生がいたのだとか。過去にそんなことがあったため、今回も医学生が似たようなことをしてると思ってしまったらしい。

誤解は晴れたが、1学年14人しかいない女子の顔を先生が覚えてないのはちょっとショックだ。実習中と夏休み中では別人と思うほど印象が違ったんでしょうか、ねえ先生？

都市伝説「壁に耳あり」から「寝耳に水」まで

「壁に耳あり」という都市伝説をご存じだろうか。ある医学生が解剖で切り取った耳を壁にくっつけ、「壁に耳あり」とやって退学になったという噂である。

これはかなり有名な話らしく、私が地方にある某大医学部にいたときも、都心のK大医学部にいたときも噂になっていた。妙なのは、K大で、

「あれはS大の学生で、解剖に看護学生が見学に来たおり、ウケを狙ってやってしまったのだ」

と動機の尾ひれがついていたことであった（S大学とは、当時関東圏で一番受験偏差値が低かった医大）。

地方の某大では尾ひれこそついてはいなかったが、やはりK大と同じく、その地方で最も偏差値の低い大学の仕業にされていた。このように各地で勝手なことが言われていたので、「壁耳」はことわざからの連想でデッチあげられた都市伝説のひとつだと思っ

ていた。

ところがある日、養老孟司氏と南伸坊氏の解剖談義『解剖学個人授業』（新潮社）を読んでいたらこの逸話が出てきた。そこでも「壁に耳あり」とやって退学になった学生がいるとおっしゃっていたから驚く。

養老孟司氏といえば、言わずと知れた元・東京大学解剖学教授。もしかして「壁耳」は東大の学生だったのだろうか？

解剖中にふざけた動機もそこには書かれていたが、K大で噂されたように「看護学生へのウケ狙い」ではなかった。一見不謹慎な言動により、遺体（死体）という非日常と直面する心のバランスを取ったのだそうだ。「壁耳」事件が原因で「けしからん」として退学になったのではなく、これが発端で心を病んでしまい、学業を続けるのが困難になったというのだ。

まさか「壁に耳あり」が実話だとは夢にも思わなかったので、ひょっとすると他の噂も本当にあったことかも？　と怖くなってきた。たとえば、K大では、「腸を両手に持って『わーいなわとびだあー』とやった医学生がいる」という噂があった。

嘘だあ、内容物（大便、腸液その他モロモロ）が入ってるんだから、「腸でなわとび」

なんかしたらあたり一面にそれが飛び散ってグチャグチャになっちゃうよ、やるわけないじゃん！　と思っていたのだが、解剖の緊張からぷちっとキレてしまったとすれば、「腸でなわとび」もあり得なくはない。

「壁に耳あり」系の都市伝説、解剖時間に医学生が行ったと言われる悪魔の所行は他にもある。だがこれらはみな「壁耳」からの連想で派生したガセネタと思われるので、その根拠を以下に述べてみる。

＊「寝耳に水」
医学生がご遺体の耳に水さしの水をかけて「寝耳に水」と言った。

Ｋ大の場合、解剖室に水さしなどはなかった。解剖室にある液体は主にホルマリン。フィンガーボウルにご遺体の腐敗を防ぐためのホルマリン（液体）を入れてあるのだ。

メスや手を洗う流し台には水道があるが、解剖台からは少々距離があったし、何か容器に水をくんでおくということもなかった。フィンガーボウルに入ってるホルマリンを捨てて、わざわざ水をくんでくるのは手間だ。それに解剖中はご遺体の腐敗を防止したいのだから、水をかけてホルマリンの効果を薄めるのは解剖の理念と矛盾する。

その日の解剖が終わってまた明日というときには、ホルマリンをフィンガーボウルにくんでご遺体に念入りにかけることになっていた。ホルマリンをかけ、さらにホルマリンに浸した布でご遺体を包んで退室する決まりであったので、ホルマリンをご遺体の頭部にかけるとき「これがまさに寝耳に水だよなぁ」と思った人はいたかもしれない。そんなことに尾ひれがついて、「医学生が『寝耳に水』とふざけた」なる話に変貌したのではないか、そんな気がしてならないのだ。そんな医学生がいたと思いたくない心理もあるけれど。

＊「目から火」

医学生がご遺体の目からライターを出して火をつけ「目から火」と言った。

解剖室は火気厳禁だから、これは１００％あり得ない。ホルマリンを多用している解剖室にはライター・マッチなどの発火物は持ち込み禁止。ホルマリンは可燃性液体だからだ。

ルールを破って火でふざけたら、ホルマリンに引火して大惨事となり、「惨劇！ 解剖室でふざけた医学生死亡（もしくは大ヤケド）」ってニュースになってしまうはず。でもそんなニュースは聞いた覚えがないし、やはりこれもことわざから連想された創作譚ではないか。

ちなみに、本当の「目から火」というのは、眼球を打撲したときに目から火花が散ったように感じること。視神経は痛覚や圧覚を視覚刺激としてしか受け取れないので、衝撃が光として知覚されるのである。

そういえば、「壁に耳あり」と対になるはずの「医学生がご遺体の目を取り出し『障子に目あり』と言った」なんて都市伝説はとんと聞かない。解剖室の窓は、救急車のごとく中が見えない曇りガラスになっている。「障子」がないから、噂にしようがないのであろう。

脳みそを電子レンジで⁉　罪な想像力

　これは神経解剖学実習で脳の解剖をしていたときの、ちょっとイヤな出来事だ。

＊その1・怖い入れ物

　脳は大変やわらかく壊れやすいため、むきだしではなくポリプロピレン製のタッパーに保存されていた。１００円ショップによくある、フタができる半透明の容器にである。脳専用容器があるわけじゃないのね。人間の脳がホルマリンにプカプカと浮かんでいるのは、大変シュールな光景だ。

　そのタッパーに「レンジでも使用できます」のシールが貼ってあった（使うときにはがしてなかった！）ので、ついついレンジでチンしたホカホカの脳を想像してしまった。想像力って罪。

＊その2・ホラーウェディング

脳を切る「脳刀」は長くてひらべったく、結婚式でケーキカットするナイフにそっくりであった。何年後になるかはわからないが自分の結婚式でケーキカットするとき、この脳刀を思い出すであろうことが予想され、なんだかブルーな気持ちになった。まさにサムシング・ブルー。

＊その3・いけない落とし物

実習の帰り、一度だけだが大学の階段に薄さ2㎜、1×2㎝くらいの脳のかけらが落ちていた。たとえ小さなかけらであっても、献体されたご遺体には変わりない。解剖実習のラストに棺におさめるため、保管しておくべきものだ。それを階段に落っことすとは、意識が低いと言われても仕方のない出来事であった。

「ご遺体なのだから大切に」という精神が慣れと共に薄れていくのは、あってはならぬことだ。

＊

解剖実習全課程終了後に、ご遺体の五体がそろっているかどうか複数の医学生がチェックする。実習の過程でご遺体からつまみ取られた脂肪組織なども乾燥させてポリバケツに保管してあり、それも白木のお棺におさめる。

ご遺体の火葬ののち、慰霊祭が行われる。ご遺体を扱う医学、解剖・病理・法医の三教室合同である。先生方と解剖実習に携わった学生が慰霊祭に出席し、献体された方々のご冥福をお祈りする。

慰霊祭当日、医学生たちはぞろぞろと電車を乗り継ぎZ寺に向かった。Z寺は有名な念仏寺だ。百人以上もの医学生と講師・教授が「南無阿弥陀仏」と繰り返し念仏をとなえる様子は、荘厳にして圧巻である。慰霊祭は僧侶のありがたい説話でしめくくられた。

「昔々、ある仏弟子は飢えたトラの前に身を投げ出して、自らの身をトラにエサとして与えました。解剖に献体することは、そのくらい尊くありがたい行いなのです」

医学の発展のために、献体することは尊い行いである。行為の尊さのたとえなのだと頭ではわかっているのだが「献体なさった方＝尊い仏弟子」ということは、「解剖実習を行う医学生＝飢えたトラ」なのか？　なんて想像もわいて来てしまった。

本当に想像力って罪。

【まめちしき：医師や医学部生等が学問研究など正当な目的をもって行うときのみ、人体解剖は許可される。資格のない人が許可なく解剖すると死体損壊の罪に問われてしまうのだ。】

組織学・セクハラ実習!?

解剖学がマクロで人体を見る学問ならば、ミクロで見るのが組織学である。

組織学ではプレパラート標本を顕微鏡で見て、スケッチする実習をした。プレパラートと呼ばれる標本は薄いガラスではさまれており、その中身は薄い切片にされた本物の人体である。脳から筋、神経、臓器、血液に含まれている血球など人体のほとんどあらゆるところの切片がガラスにサンドされ、プレパラート標本になっている。

解剖学ではご遺体を医学生が自らの手で解剖していくが、組織学では医学生が人体の切片を作るのではなく、すでに標本にされた人体を観察する。

医学部一学年男子86人、女子14人。その100人のひとりひとりに人体切片標本が入った木箱がひとつずつ。自分の出席番号の机にあるそれを、顕微鏡をのぞいてスケッチしていくのだ。

中でも印象に残っているのは「口唇」の標本。くちびるの一部が切り取られて切片になっているのだ。くちびるは外側が乾燥していて、内側が湿っているが、その通りに口唇の標本は乾燥した表皮の部分があるところを境に粘膜の細胞に移行しており、ミクロのレベルで体の成り立ちを実感できたのだった。

代々受け継がれて年代ものの学生用標本ゆえ、箱には欠けているものが多々あった。

「ちょっと『大脳皮質』貸して」

「いいよ、オレは『胃壁』ないから貸して」

などと、医学生同士で自分の箱にない標本を借り合うのが普通。

そして、私の箱にはアレがなかった。ヒトとブタにしかないという噂のアレだ。借りようにもまわりは前述の通り9割弱が男子ばかりである。私も一応女であるから、男子に、「私の箱、『処女膜』(の標本が) ないから、貸して」

なんて、言えない。ラテン語で「ヒーメン (hymen)」と言っても恥ずかしいし。

結局「処女膜」標本を誰にも借りられなかった私は、教科書「組織学カラーアトラス」の該当写真をスケッチしてお茶を濁し、なんとか組織学実習をパスすることができた。

しかし、あの実習にはどういう意味があったのかわからない。臓器ならともかく、処女膜のスケッチが何のためになるのやら。

K大、伝説の首どろぼう

医学部の先輩から聞いたお話。彼が医学生だったころ、どうしても家でじっくり勉強したくなって、骨学実習に使う人骨を持ち出したことがあるという。

解剖学の一分野「骨学」では人骨を手にとって観察し、スケッチする。実習に使う骨は本物の人骨であり、ラッカーで塗装され防腐処置されている。

骨学実習室にある骨標本の数は限られているので、左右一対ある手足や複数ある肋骨などと違い、一体にひとつしかない頭蓋骨は早いもの勝ち。外頭蓋底・内頭蓋底に神経孔や血管孔、眼窩だの耳孔だのと穴がやたら開いているうえ、縫合線や顎関節などもあり、人骨の中で最も複雑な形状をしているのが頭蓋骨。スケッチにも時間がかかるというものだ。

彼は頭蓋骨をひとりじめして、あわただしく標本を取りあう実習室ではなく、自宅でゆっくり勉強するつもりであった。

人体標本の外部持ち出しは厳禁だから、失敗は許されない。頭蓋骨を手元にあった新聞紙で包んだのち、さらにフロシキで包み、彼は電車に乗って帰宅した。

家路の途中気づくと……頭蓋骨が、ない！　ない！　どこにもない！

なんたることか、彼は頭蓋骨の包みを電車の網棚に忘れてしまったのだ。電車が混んでいたからいけないのである。混んでさえいなければ、ちゃんと抱えて家まで持ってきたはずだったのである。これで、今夜自宅で余裕を持ってスケッチし、みんなが気づかぬうちにこっそり実習室に戻しておく計画がオジャンだ。

しかも、荷物の内容が内容であるから、うっかり駅員に問い合わせもできぬ。えらいことになったと思っても後の祭であった。

彼は翌日、うなだれてとぼとぼと登校した。

おりしも、1時間目は解剖学の講義。教壇に立つ解剖学教授。教卓の上には、見なれた柄のフロシキ包みがあるではないか！　心臓が早鐘のように鳴り響く彼。

教授は重々しい口調で語り始めた。

「これは某駅から届け出があった忘れものだ。見覚えのある者は申し出よ。

尊くも医学の進歩のために献体されたご遺体を、黙って持ち出したうえ、あまつさえ網棚に置き忘れるとは、とんだ破廉恥漢である。本学にこのような学生が在籍しているかと思うと、嘆かわしいばかりである。

荷物を開けた駅員が『白骨化した首が入っている』と仰天し、すわ警察と思ったものの、頭蓋骨を包んでいた新聞紙が本学医学部の機関紙であったために『事件性はなく、K大医学生関連のブツだろう』と気を利かせて通報を見送り、本学に連絡が来たものである。よって、正直に名乗り出よ。各方面に多大な迷惑をかけておきながら、このままで済むと思うな」

彼は脂汗をかきつつも、「黙っていればわかるまい」とシラを切り通したそうだ。

「でも、バレていたら退学ものだったよね」

と笑って語る彼は、今をときめくK大学医学部某内科教授だ。

「たぶんもう時効だから」とこの話を聞いたが、万一のことがあるといけないので彼の詳しい専門科は明かさないでおく。

こんな度胸と行動力あればこそ、彼は教授の地位を射止めることができたのかもしれない。

内臓洗いが現れる医学部地下室

解剖学、組織学に続いて病理学でも医学生は内臓標本と触れあう。正常な組織を主な対象とするのが解剖学と組織学、病気の組織を対象にするのが病理学だ。

病理解剖は病理医が行うので、医学生はすでに標本となった臓器を見学しスケッチするのみである。この臓器標本だが、ふだんはホルマリン漬けとなって容器に保管されていて、学生実習のときのみ外気に出されるのだった。ホルマリン漬け内臓を学生見学用に洗ってくれたのは病理の先生方である。

暗い地下の病理学準備室で、湿式で水が張られた床に長靴を履いた先生が立ち、ジャブジャブと大腸を洗っておられる様子は、この世の光景とは思えなかった。正直、ポンチな頭を持つ学生の私、「怪奇！　夕闇の病院地下で妖怪内臓洗いを見た！」という川口浩探検隊ばりの見出しが頭をかけめぐってしまった。

こんな裏方の努力あってこそ、医学生たちは快適に実習できるのだ。

＊

また、地下には法医学教室の標本置き場もあった。

人体標本など、大学病院に来る患者に見てもらいたくないものは、だいたい医学部校舎の地下にあったように思う。

地下通路の両脇に棚があり、そこにぎっしり数えきれないほどの標本が置かれていた。臓器専用の入れ物はないらしく、標本はホルマリンと共に、シールでラベリングされたプラスチックバケツに入れられていた。

内臓が入ったバケツが、棚いっぱいに並んでいるのはまことにシュールな眺め。そんな地下室に部外者が迷いこんだら、マッドサイエンティストのイメージを抱くかもしれない。

法医学の先生に、

「どうして地下の廊下に、こんなにたくさんの標本を置いてあるのですか？」

と尋ねると、こうおっしゃった。

「あれはねー、今××大学で助教授をしている先生が集めた標本なんだよ。ＯＢとはいえ、今は××大の人なんだからそっちへ標本を持っていってもらえば、って意見もあったんだけどねえ。あと何年かしたら教授になってK大に戻ってくるんだろうから、持っていってもらってもまた持って帰ってくるんだから、ってことでね。結局は同じことだって、ここに置いてあるというわけなんだよ」

おお、足元から頭の高さまで、棚にぎっしり並んだ臓器標本のほとんどがひとりの先生の収集物であったとは!?　その先生のコレクターぶりに脱帽した。

その後私は大学病院を出たため、あの先生のコレクションがどうなったのかは知らない。今も増え続けているのだろうか。

乙女絶叫!!　病理学教室の午後

医学生に人気のある実験アルバイト。実験の手間を、何かとお忙しい教授様や講師様の代わりにバイト医学生がやるのだ。面倒くさい仕事だが、始終実験室に出入りすることにより教授様の覚えがめでたくなったり、良い結果が出た場合はまれに論文のシッポに名前を加えていただけるかもしれないという、名誉あるお仕事なのだった。

これは、そんなバイトをしていたクラスメートの女子Sから聞いたお話。

ランチの時間、病理学の先生がご自分の机にてサンドイッチをめしあがっていた。Sは、ふと先生の机の上にあるモノに目が吸い寄せられた。

机の上にあったのは、ひとつのガラスびん。びんの中には、大腸のホルマリン漬け標本が浮かんでいた。大腸にポリープが多発してしまう、某疾患の標本であった。

先生は、そのびんを眺めながら食事をとってらっしゃるのだった。Sは絶叫した。

「先生!!　標本を机に置いたまま、ごはん食べるんですか!」

「ああこれ？　これが死体の一部だと思えば不気味かもしれない。でもね、これは手術標本だから。患者さんは、とっくに元気になって退院したんだよ。生きた人から取ったんだから気味悪くないだろ？」

生きている人のカラダの一部だから平気……そういう問題なのだろうか。Sは「先生はいい人だけどその感覚にはついていけない」と語った。

私がこの話を聞いた、現役医学部生のころは「きゃあ！　なんと豪傑な先生でしょう」と思ったものだが、卒業して医師になると、「先生はふつうじゃん、標本をいちいちキモいとか思うほうがおかしいじゃん」という感覚になった。もちろん「生きた人の組織だから平気」とも思わないが、気味が悪いとも思わない。気持ち悪いなどというのは失礼にあたるからだ。亡くなった方や標本にされた組織は失礼と感じはしないだろうけど、こちら側の誠意の問題で気持ち悪いと思わないし、思えない。

現役のピチピチなりたて医学生だったころは確かにSに共感していたはずなのに、今は先生側の感覚に近くなっている。どちらが人としてあるべき感覚なのだろうか。思うのは、慣れって怖いということなのだった。

続・病理学教室の午後

病理学教室で実験手伝いバイトをしていた女子医学生Sの体験、その2。

Sがある日実験室に入ると、そこには誰もいなかった。実験のお手伝いをしている先生の机を見ると、ぽつんとファストフード店の紙袋が置かれていた。

「先生がハンバーガー買ってきたのかな。おなかすいてるし、こっそり食べちゃお」

Sは、紙袋に手を入れた。おいしい香りがするはずであった、中身がファストフードならば。しかし、Sの鼻をついたのは、血なまぐさいにおい。

紙袋の中には、ハンバーガーでもポテトでもなく、ドリンクですらなく、なまなましい臓器のようなものがビニール袋にむぞうさに入れられていた。しかもビニール袋からは、におう液体がポタポタともれていてSの手をぬらした。

「な、何これ……」

つぶやくSの背後から思いがけぬ返事があった。

ビクッと、とびのくS。紙袋の中身をさぐるSの背後に、音もなく先生がしのびよっていたのだ。

「精巣だよ」

「それは、摘出したばかりのヒトの精巣なんだ。さわったら手を洗わなくちゃダメだよ」

にこやかに恐ろしいことを言いはなつ先生。Sは、速攻で洗面所に走り、せっけんでジャブジャブと手を洗った。手を激しく洗いながらSは、

「ファストフードの袋に精巣入れておくなよ〜ッ!!」

と心の中で絶叫していたという。

これも、医学生当時に聞いて「ひえ〜!!」と思った話。だが、臓器専用保存袋があるわけでもないし、場所が患者さんの目にふれることのない裏方的存在の教室だったら、手もとにある袋で代用するのもアリかなと思うんだ。

聞いたときは「うんうん、中身ハンバーガーだと私も思うよ! 信じられないよね!」と相づちをうっていたものだけれど、実験室に食べ物があると思うほうが甘いのかもしれない。私もずいぶんと感覚が変わってしまったようだ。それがいいことかどうかは、別として。

病理学アレジー&エレジー

基礎医学【*】でありつつも臨床で診断治療に多大な貢献ができる、とてもやりがいのある学問が病理学だ。だが、K大医学部女子の間で「ちょっとここには入りたくない」とささやかれるのも病理学だった。

病理学の先生はユーモアがあり優しい方ばかりなのに、なぜ女子にイヤがられていたのかというと、女子更衣室が存在しないからである。

ポリクリで病理学をまわったとき、我ら女子医学生は病理学教室の先輩女医と共に、女子トイレ内で着替えをした。そこはきれいに掃除がゆき届いており、先輩の乙女心からポプリやドライフラワーが飾られ、仕事後ゆったりくつろげるように座り心地のよい白い合皮のソファーもひとつ置かれていた。

そこは、ちょっと見にはしゃれた空間であった。ああしかし、ビジュアルだけはよくても、かわいらしいのれんの向こうにズラリと並ぶ和式便器を精神力で無視できたとしても、築数十年のトイレからたちのぼる糞尿臭が耐えがたい存在感を放っていた。乙女たちが手向けた心づくしのポプリといえど、悲しいかな、臭いだけは消し去ることができなかった。しょせん、トイレはトイレなのだ。

女子更衣室は単に着替えるだけの場所ではない。身だしなみやおしゃれをチェックする場であり、カバンにひそめておいたおやつを食べる場であり、休憩時間に同僚と歓談する場でもあった。それらが、すべて女子トイレ内で行われねばならないとは……。

私は目鼻にしみるアンモニア臭に閉口したものだが、例年病理学教室に進む女子は基礎医学教室の中では多い方だった。休憩所が女子トイレという待遇でも人気があることは、病理学の面々がいかに人徳・人望があるのかを示しているんじゃないかと思う。

＊

病理学にまつわる、学生時代のせつない失恋（?）の話をしよう。

病理学の某先生は、多忙な中でも学生の様子をよく気にかけてくださる情の濃い方であった。私の所属していたポリクリ班はまじめな学生が多かったため「実習中いつ見ても勉強していて感心」という評価をいただいた。

この某先生、フェイントでそ～っとやってきて、ドアを高速開閉して学生の自習態度をぬきうちチェックしていた。目上の男性にこういうことを言うのはちょっと失礼だが、その様子が可愛かったです、某先生。

学生が何か質問すれば、わかるまで説明してくださったり、某先生は熱いハートを持っているのであった。あるとき、

「君らは将来のこと考えているのか?」

と某先生が学生たちに質問した。ある男子学生がヘラヘラとふざけて、

「え〜、何も考えてないっすね〜」

と答えたところ、

「何も考えてないだと！　死ね、死んでしまえ！」

と某先生、お怒りになってしまった。

他人から死ねなんて言われたら、普通は大ショックである。発言だけを取りあげてみれば乱暴でひどい言葉と思うけれども、教育指導に燃えるあまり激しい言葉になったのはその場の空気で読み取れたので、学生たちは「某先生なら言いそうなことよね」と思ったのだった。

女子更衣室はトイレ兼用だが、某科みたいに意地悪教授にネチネチといびられるのと、病理学の臭い更衣室のどちらか選べと言われたら、私は臭い更衣室を選びたい！

病理学の素敵な講師陣と興味深い研究内容に、臨床医しか考えていなかった私の心は

揺れた。教室の人々のあたたかさに触れ、また学問としてのやりがいに心打たれて、病理学っていい！　と思うようになったのだ。

ポリクリも終わりに近づいて来たころ、学生たちは病理の若い先生に勧誘された。

「君たち、病理学どうだった？　やりがいのある学問でしょう。病理学なら、臨床診断も研究も両方できるしね。ん～、デメリットがあるとしたらホルマリンを扱うから薬品臭かったりすることかな。でも、君らホルマリン大丈夫でしょ。苦手じゃないよね？」

そこへ、おずおずと手をあげる私。

「あのぅ、私ホルマリンアレルギーで結膜炎を起こします」

私は解剖の時間にホルマリンアレルギーになってしまったのだった。

「えっ、そうなんだ。じゃあ君、君は絶対病理には入らないで！」

と先生。病理学教室の、あたたかな雰囲気には惹かれたんだけど……う～ん、ハートブレイク。

愛あるダメ出し、あざぁーっす（アリガトウゴザイマス）!!

その後、病理解剖見学のため地下室へ行ったところ、早くも私の目はショボショボしだす。

若い先生は、

「あっ君、大丈夫？　まだホルマリンを使う段階じゃないからね」

と私のことを気にしてくださる。

だが、今日の前で使っていなくても揮発したホルマリンが空中を漂っているのであろうか、地下室で私の目はずっとショボショボよぼよぼし続けたのだった。こりゃダメだ。ホルマリンアレルギーな私でも、消防服か宇宙服のような密閉された服を着れば病理学イケると思ったけれど、私も我が身が可愛い。女子トイレ内の狭い更衣室でかさばる気密服を脱ぎ着している自分を想像したら、涙が出ちゃうので病理学はやめた。現実的でもないしね。


【＊基礎医学とは、病理学や解剖学、生理学、公衆衛生学、微生物学など、臨床ではなく研究を主とする医学分野。】

救急車に乗ってみた日

　ある年の2月、私は渋谷で救急車に乗っていた。患者としてではなく、救急医学ポリクリの救急車同乗実習である。救命はプロのベテラン医にまかせ、医学生はゲストとしてただ乗っているだけ。どんなプロセスを経て救急車は患者を搬送するのか、それを体感する目的の実習であった。

　前の週、実習で救急車に乗ってきたクラスメートが青い顔をして登校し、
「首を切ってしまった人が乗せられて、出血がひどくって救急車の床が血まみれだった。血があんまりすごいんで、すべり止めの長靴を履いていても、すべりまくってた」
と血も凍る体験を話していたので、何が起きるか不安で大変ドキドキした。

　私の番では、転んで腰が抜けたおばあさんを運んだ。おばあさんには骨折などもなく、ただびっくりしただけだったのだが、転倒するのを見た人が念のため救急車を呼んだのであった。血を見ることも生命にかかわることもなく、私はホッとした。

しかし、その日の救急車の毛布は臭かった。乗った人ならばわかると思うが、あのオレンジ色の毛布である。噂によると、毛布が臭いのは行き倒れた人をよく運ぶからだとか。本当であろうか。

その日は119番通報も転んだおばあさんの一件のみと至極平和な1日であり、夕方になって私は実習から解放された。

救急車を降り、渋谷の街を歩く。このまま渋谷駅へ直帰というのもなんだかな、せっかく渋谷まで来たのだし、おしゃれな店で美味いものでも食いますか、と以前行ったことのあるカクテルバーへ向かう。これが救急車同乗実習よりもドキドキする事態になろうとは、夢にも思わなかった。おひとりさまゆえカウンター席にすんなり通され、

「生中ジョッキひとつと、海の幸と山の幸のスパゲッティ!」

とオーダーして一息つき、店内を見渡すと何かがおかしい。雰囲気がいつもと違っている。「本日は超混雑のため、一組さま1時間30分まで」なんて貼り紙までしてある。

その日は浮かれたカップルがデートする聖バレンタインデーだったのを、救急車同乗実習のことで頭がいっぱいだった私は、すっかり忘れていたのだ。

そこは美味しくておしゃれなカクテルバーであるから、気づけば私はイチャつくカップルどもに包囲されていた。そこここで着飾った男女が、ワイングラスなどおしゃれに

酌み交わしていやがる。

私だって、彼氏はいるのになぁ。いつ救急車実習が終わるのかはその日の患者数次第だったため、彼氏とデートの約束はできなかった。第一、バレンタインだってことを忘れていたし。

けっ！　こちとら実習が忙しくてバレンタイン・デートなんかできねえやい!!　などと苦々しく思っていると、注文した中ジョッキが来た。このドリンクメニューの選択もよくなかった。

「こっちゃあ朝からさっきまで救急車に乗って渋谷中を走りまわってたんだぞチキショーめ！」

と愚痴りながらカウンター席で中ジョッキをぐい飲みする女。しかも救急車同乗実習の緊張のせいで、両ワキに汗じみのできたよれよれのブラウスを着た女、それが私だ。

これじゃあ、まるっきり「バレンタインに思いきって告白したら失恋しちゃって、ヤケ酒飲みに来たフラレナオン」じゃありませんか!?

医学生ならマスターしている特技・超絶早食い（どんなに豪華な食事であろうと、5分以内に全て胃袋にしまう）して食べ終え店を出ると、2月の風がことさら寒くひとり身にしみたのであった。

大学病院のひみつ部屋

大学病院に入院したいと思っても「満室です」と断られることがある。一般の場合はそうだが、有名人の場合、特別な部屋が融通されることもあるという。私立K大病院には、そんな「ひみつ部屋」があると言われていた。K大OBの政治家や芸能人などの有名人が急に入院する必要ができたときに備え、ひみつ部屋は一般病室が満床《まんしよう》の際もいつも空けてあるのだとか。

ポリクリで診断・検査・治療の流れを勉強するため、医学生には病棟のナースステーションにあるカルテ閲覧が許されていた。そこで私は、ある有名人のカルテを発見してしまった。TVでもその有名人がK大病院に入院したと報道していたので、同姓同名ではなくご本人に間違いない。

うわぁ、ってことは教授回診で有名人の病室に行っちゃったりなんかするのかしらん？　以前からその方に興味のあった私のミーハー心がうずき出す。入院していらっしゃるのにサインをねだったりするわけにはいかないから（それはいくらなんでもあつかましい！）そっと尊敬をこめた視線を送ろう。そんなことを思いつつ迎えた教授回診の日。ドラマ『白い巨塔』のように、教授をトップに科のおえらいさんから下っぱの研修医、ポリクリ医学生まで数十人がぞろぞろと病室をまわっていく。しかし、回診がひと通り終わってもその有名人に会うことはなかった。

もう、退院なさったのだろうか？　否、カルテはまだナースステーションにある。別室のＩＣＵでもない。これはもう、学生なんかには診せぬ特別室、いわゆるひみつ部屋に入っておられるのだろう。

数週間でその科のポリクリは終了したが、学生たちは最後までひみつ部屋に入ることはなかった。

Ｋ大病院は古い病棟を建て増ししたり、新館と旧館に連絡路をつなげたりとダンジョンのように複雑な構造の建物だったから、そのどこかに隠し部屋があっても不思議ではない。

ひみつ部屋はどこにあったのか、今となってはただ想像するのみである。

＊

後日、ポリクリでＫ大関連病院のＩ病院に出張した。

I病院の外科部長は急病のため豪華個室に入院していた。その病室は、普通の個室の二倍はあろうかという広さ。畳敷きの床の間にお茶や食事のできる座卓がすえられ、扉の向こうには内風呂もついている。

そこはちょっと見には「ん、ここは民宿ですかな?」と思うような、落ち着いたたたずまいの和室であった。きっとK大のひみつ部屋もこんな感じだったのであろうな。

ところがベッドだけは、その豪華な和室で異彩を放っていた。なぜだか知らないが、普通の病室に置いてあるのと同じ簡素な白いパイプベッドだったのだ。せっかく風雅な和室なんだから、高級ふとんにすればいいのに。

外科部長は、見学のあいさつに来た学生たちに歓迎の笑みを浮かべながら、

「はじめまして。いやあ、学生さんが来る週だったのか〜。ぼくがこんなで指導できなくって、残念だなぁ。ああ、早く治りたいなぁ」

と、急病に倒れたことを悔しがっておられた。

豪華個室を見たあと、医学生用の宿舎に行ってがっくりした。うってかわって6畳一間の狭くて古い洋室に、部屋のほとんどのスペースを占めているのは、のぼるとギシギシときしむ年代ものの木製二段ベッドなのだ。なんと味気ない、わびしい部屋なのだろう。

私と、同じ班の女子Nは二段ベッドの上と下で寝ることになったが、何が驚いたって

二段ベッドなのにマットレスがなくて、ふとんがしいてあったことだ。それも、かけぶとんもしきぶとんも同じもので、両方とも固いセンベイぶとんなのだ。これだったら、まだパイプベッドのほうがましかもしれん。豪華個室が空いてたら、私そちらに泊まらせていただきたかったわ。

まったりI病院での1週間を過ごして東京に帰還した我々であったが、次の週からは理想に燃える外科部長が復活し、我々のときのまったりプログラムとは違って厳しい学生実習日程が組まれたそうだ。

あこがれから戦慄へ、産婦人科初体験

大学に入りたての1年生のときは、同級生の女子たちが、
「K大の産科って素敵よね！　私、結婚したらK大で出産するのあこがれなんだ」
などと浮かれていたものだが、病棟実習するころになったら誰もそんなことは言わなくなった。

K大の産婦人科には、部活の先輩が研修医になってごろごろいるのだ。知り合いに自分の出産を見られるのはちょっと複雑だよなぁ。

けれども……浮かれたピカピカの1年生のとき、重い生理痛に悩んでいた私、何か病気だったら困ると思ってうっかりK大婦人科に患者として行ってしまったの。それで、しっかり診察を受けてしまったの。覆水盆に返らず。

だから、医学部6年生でのポリクリ産婦人科実習では、かつて受診したことが先生方に覚えられていないかドキドキであった。外来カルテの保存期限は5年だから、ぎりぎ

りで、1年生だった私のカルテは処分されているはず、だから大丈夫なはず……と念仏のように繰り返し、祈り続けていた。

産婦人科ポリクリ当日はそんなわけで生きた心地がしなかったけれど、

「あれ？　君、前に患者としてここに来たことあるよね」

とは誰からも言われず、ホッと一息。患者のプライバシーを保護してくれたのだろうか。オリエンテーションののち、本格的に産婦人科実習がスタートした。

＊

患者に問診することを「アナムネ（Anamnese）」と呼ぶ。白衣を着た医学生たちは、医者見習いとして産婦人科外来初診患者のアナムネを担当した。

これがめちゃめちゃ緊張した。診察に必要なので性経験の有無（ドイツ語の「性交」の頭文字Gをとって、カルテにあり「G＋」とか、なし「G－」と記入）や、妊娠・出産経験の有無など非常にデリケートなことまで訊かなければならないのだ。

学生には少々荷が重いが、アナムネは重要だからがんばるしかない。性経験があるかないかで疑われる疾患や内診の可否が変わってくるし、妊娠・出産歴によりかかりやすい疾患がある程度絞れてきたりするので、プライバシーにかかわる質問が必要なのである。

ここで重要なのが、問診室（と言ってもカーテンで簡単に区切ってあるだけのスペースなのだが）に患者ひとりで入っていただくことだ。しばしば、親御さんや彼氏さん、ダンナさんなど付き添いの人が一緒に来るが、親や彼の前では話しにくいこともある。中絶体験などは、その最たるものであろう。正確な診断のため、本当のことを話しやすくしていただくために一対一が必要なのだ。

そして産婦人科アナムネ特有の質問が、「配偶者の職業」。診察時の参考にするらしいが、内科や眼科などではあまり見かけない質問である。配偶者の職業を訊くように上から命令されていたため、質問をしたら患者から怒られてしまった。

「どうしてダンナの職業訊くんですか？　診てもらうのは私なんだから、ダンナが何やってようが関係ないでしょ！」

その返事も一理ある。でも、医学生も大学病院組織の底辺の歯車なので、上のドクターから命令されると質問しないわけにはいかない。「あくまで参考までに」とおうかがいしたが、拒否されてしまった。それもまたプライバシー。

聞くも恥ずかしく答えるのも照れる産婦人科実習で、問診の難しさを知った。同性である私でも緊張したのだから、男子学生たちはさぞやハラハラしたことだろう。

事件です!! 純愛(?)男が叫ぶ病室

婦人科病棟の教授回診では、婦人科学教室の面々とポリクリの医学生たちが総勢30人あまり、病室から病室へと行進していくのだった。

婦人科だから患者は女性ばかりである。そこへ9割は男性ばかりの医師・医学生回診行列が、夕方の静かな病室にぞろぞろ入ってくるのだから、慣れない女性患者はびっくりしてしまう。

だから回診の行列を病棟の廊下に待たせておいて、まず女性看護師がひとりで病室に入って行き、「今から回診ですよ～」と先ぶれとして告げていく決まりになっていた。睡眠中の患者も、そのときにナースが起こしてあげるのだった。

つつがなく回診は進行し、とある6人部屋の前まで来た。

いつものように、ドアをノックしてからスタスタ部屋に入っていくナース。医師と医学生たちは、廊下で入室ＯＫの合図を待つ。ところが、

「ひぃぃっ!!　あ、あなた、なんなんですかっ！」

と、ナースの悲鳴が聞こえてきた。

「面会時間はとっくに終わってますよっ！」

さらに叫ぶナース。

婦人科病棟のベッドから起き上がったのは、そこにはいるはずのない男性だった。彼はあろうことか患者と同じベッドにいたのだ。

産科と婦人科の病室は完全に別なので、立会い出産のダンナさんではない。

医師と男性看護師以外は１００％女性だけの婦人科病室に、しかも面会時間外に男性がいるなんて、どうしたことであろうか。

ナースが、面会時間外であることと今から回診であることを説明して、帰ってくれ出ていってくれと頼んだのだが、なんとこの男性、逆ギレした。廊下の外で成り行きを見守っていた医師たちにも、その男性の怒鳴り声が聞こえてきた。

「オレと彼女は一心同体なんだ！　だからいつでも一緒にいるんだ！　お前はそれを引き裂く気かっ!!」

それってある意味、純愛なのだろうか!?

いや、でも、その女性患者は命にかかわる急性疾患で、前日に緊急開腹手術を受けたばかりなのだ。術後ホヤホヤの人の横に、外着のまま添い寝するなんて（別ベッドの付き添いは認められてない病棟だった）衛生的に問題がある。それが原因で愛する彼女に感染症が起きたら、どうするつもりなのだろうか？

それに、病棟のシングルのパイプベッドに大人ふたりが寝るなんて、とても狭苦しい。そんなことして、手術の傷が痛くはないのかしらと想像したそのとき。ナースが、勇敢に反論した。

「好きだのなんだのって、自分たちの都合でしょう！　だいたい、ここは大部屋なのに、男性が面会時間外にいたらほかの患者さんたちがイヤじゃないですか‼　みなさん女性なんですよ！　落ち着かないでしょうに！」

K大病院は人気があったので、その6人部屋ももちろん満室。プライバシーを守るためにカーテンで仕切られてはいるけれど、音や気配はまるわかりである。

そのカップルと同室になった5人の女性患者たちも、そこまで彼女にラブラブ（？）な彼氏が何か悪さをするとは思わなかったろうけど、ず〜っと病室に居座り続ける男性がいたら落ち着かないであろう。

ナースの方に分も理もあるから、男性はすぐに病室を出て行くと思われた。だがしかし、彼はさらに興奮して叫んだ。

「うるさい！ オレたちの邪魔をするなぁっ!!」

この男性、まるで聞き分けのない子どものようである。

ナースひとりではらちがあかないと見て、ついに看護婦長（当時。今は師長と呼ぶのかな?）が登場、ぴしっと男に、1枚の書類をつきつけた。入院同意書である。婦長が、男性に書類を読みあげる。

「ちょっとあなた！ これにサインしましたよね。ここには『看護婦や医師の指示に従います』って書いてあるわよね。だから、病室から退去してください！」

正論も正論である。もはやグゥの音も出ないだろう、廊下で待つ誰もが安堵したそのとき、予想は裏切られた。男性はひっこみがつかなくなったのか、さらに逆ギレをエスカレートさせたのだ。

「そんなもん知るかっ!!」

ひ、ひらきなおった!! 婦長がさらに、

「だって、あなた同意のサインしたでしょうが！」

と迫るが、男性は、

「そんなもん読んでないっ！ サインしろって言われたからしただけだ！ 中身なんか知るもんか！」

と反発した。サインしたけど読んでないって、どうなのよ。いくら急な入院であわててたとは言っても、大の大人なのに、社会じゃそんな理屈、通りませんって。

さらに男性、エキサイトして怒鳴り始める。

「お前らわかってんのか？　オレは×××ーの記者だぞ！　オレらに無礼なことをしたら、お前らの病院のこと記事にしてやるからな！」

と、×××ーというかなり有名な某マスコミの名を連呼し始めた。本当に記者だとしても、あなたの方がめちゃくちゃですがな！

怒鳴り続ける男性になすすべもなく、いったん研修医と医学生はその場からひきあげることになった。たぶん、医師とナースと警備員とで何かしらの対処が行われたのだと想像する。

しかし、他人事とはいえ心配なのは患者である彼女だ。あれだけ怒鳴る彼氏の横で、彼女が眠っていたわけもないと思うのだが（麻酔が効いている時間でもないし）、彼氏をたしなめる言葉も、彼氏を擁護（？）する言葉も、とにかく彼女の発言は一切なかったのである。それが、なんだか私には少し怖かった。あなたはそれで、いいのですか？

私はこの件にこれ以上タッチしなかったので、彼らのその後は知らない。だが今でも「オレは×××ーの記者だぞ！」という理不尽な怒鳴り声をありありと思い出すのだった。

乙女心ズタズタ実習@産科

産科のポリクリで、スズキさん（仮名）という妊婦さんの出産を見学させていただけることになった。医学生とはいえ20代前半の乙女である。身近な人の出産を見たこともなく、自ら出産したこともなく、初の出産見学にドキドキである。

班員５人がぞろぞろ見学するのはデリカシーに欠けるので、私ともうひとりの女子Nだけが見学を許された。スズキさんは初産。その緊張、いかばかりかと思う。

我々は出産立会いに際し着替えた。手術衣によく似たピンクのかっぽう着をまとい、キャップに髪を詰め込みマスクをして、さあ見学態勢は完璧だ。

てきぱき医学生のNは、もう準備を終えてとっくに分娩室の中。遅れをとった！　私も急がなくちゃ。

私が分娩室に入ったら、助産師が目と口をはり裂けんばかりに開き、叫んだ。

「えっ!!　スズキさん!?」と。

どういうこと、スズキさんの見学に来たのに、なんで医学生の私が「スズキさん」って呼びかけられなきゃいけないの。ねえねえなんで？　妊婦のスズキさんは、陣痛でベッドに横たわってますがな!!　声なき叫びを押しころす私。

先に分娩室に入っていたNがぷっと吹き出す。

「え、あれ？　スズキさん、こっちよね……？」

きょろきょろと、私とスズキさんを交互に見る助産師。

だからっ、スズキさんはベッドに寝てるのに、なぜドアから入って来た私がスズキさんなのよっ！　あなた、ちょっとボケてるんじゃありませんことっ！　そんなクレームを言いたかったけれど、あまりのことに、私絶句。手術衣で入室した医学生の私が妊婦扱いされるなんて!!

ようやく落ち着いた助産師が、

「やだ、びっくりした。スズキさんかと思った……」

ってつぶやいたけれど、びっくりしたのは私の方ですから!!

要するに、私は妊婦と間違えられたわけで……。今でこそぽっちゃり系な私だが、当時はろっ骨数えられるくらいの体型だったのよ。乙女心はズタズタ。

「なんで妊婦さんと間違うかな……」

とつぶやいたらそこへNが、

「でも、似てたよ～。私だって、一瞬スズキさんかと思っちゃったもん。ぷぷぷ」

と追い打ちを……ひどいぞ、N。

別にスズキさんと似てるのがイヤなんじゃないんですよ。未婚の乙女なのに妊婦と間違えられたのが、たまらんショックなわけですよっ。言い訳させてもらうなら、

＊フリーサイズの手術衣を着ていて体型が隠れていた
＊顔半分をおおう大きなマスクをしていた
＊スズキさんと私はそっくりなフレームのメガネをかけていた

などが、間違えられた原因と考えられる。

確かに、目元とか似ていましたよ？　ちょっとタレ目気味なところとかね。それは認めますよ！

眉のお手入れしてなくて（たぶんスズキさんは妊娠が大変で、そして私は医学部生活が多忙だったため）眉毛はえ放題なのもそっくりでしょうよ。でも、カルテを確認したら私の方が10㎝以上背が高かったし、体重だって10kg以上違うのになぁ。

スズキさんは母子ともに無事、初産をなしとげた。

出産見学は新鮮かつ衝撃の、とにかくサプライズを受ける体験だった。羊水が混じって出血が派手に見えるし、会陰切開は本当にハサミでばちんと切ったりとか、ハサミで体を切る痛みよりもさらに陣痛の方がすごいらしいとか、20代の乙女たちは初めて間近に見る出産にハラハラドキドキのし通しであった。後産で胎盤が出てくるのを待っていたりもした。

赤ちゃんの元気な産声とスズキさんの晴れやかな笑顔を見たときは、他人ごととは思えず感動したのだけど、かえすがえすも残念なのは、出産の感動に水さす「妊婦間違えられショック」だわっ。

暑いより、あたたかい。NICU物語

病院の中には、夏よりも暑い場所がある。それは「NICU」だ。

NICUはN＋ICU、「ICU」とは「Intensive Care Unit」の略で、集中治療室のこと。ICUに「Neonatal（新生児）」のNがついたものが、NICUである。

小児科実習の一環で、NICUを見学した。

万が一にも感染症などの事故があってはいけないので、手術室に入るときのように厳重な衛生管理をする。そこらは徹底したもので、菌やウイルスを持ち込まないように、風邪気味の医学生は見学を許されない部屋なのだった。

NICUの中には出生体重1000g未満という超低出生体重児の赤ちゃんたちが、クベースと呼ばれる保育器の中で静かに眠っていた。

赤ちゃんはあまりにも早くに生まれてしまうと、呼吸器や目などが外界に対しての準備を完了していなかったりする。そのため、お母さんの子宮内によく似た環境を人工的

に作ってあげて、赤ちゃんの健やかな成長の助けにしているのだ。

クベース内の気温は36℃、湿度は80％以上もあっただろうか。

そこには小さな「いのち」が、胸腹部をかすかに上下させて、すうすうと眠っていた。

そして保育器の外側には、折り紙で作ったきれいな鶴が貼りつけてあった。その鶴は、まだ幼いおにいちゃんが、小さなきょうだいのためにがんばって折ったのだそうだ。

そこには、お母さんとお父さん、おにいちゃんの家族写真もあった。家族全員がこぼれるような笑みを浮かべた写真は、小さな赤ちゃんを見守るかのように、置かれているのだった。

その子にはまだ折鶴も家族写真も見ることはできないのだけれど、そのあたたかさが届いていてほしいと私は願った。ご家族の祈りが届きますように。

女子医大生を襲う美容整形のゆ・う・わ・く

整形外科の教授が話してくれたのだが、医学部を卒業して「オレ、整形外科に進むよ」と言ったら母親が大変喜んだのだそうだ。

「うれしいわあ、じゃあお母さんのシワも取ってね」

と言われて、母親の勘違いに気づいたという。

このように、シワ取りシミ取り二重まぶたなどのいわゆる「美容整形」が、整形外科で行われていると思っている人がいる。だが、整形外科は筋や関節骨格などが守備範囲。「美容整形」などの部門は「整形外科」ではなく「形成外科」で扱うのだ。

形成外科のポリクリ中、K大ＯＢであらせられる開業医の医院を見学した。その医院は、新宿区の某駅ビルの中という好ロケーション。

院長は、すごく気さくで明るい方だった。不安を抱えて来院した患者も、この院長にニコニコされたらホッとするんじゃないかな。そんなことを思いつつ脱毛レーザーなどを見学していたら始まった、院長のマシンガン営業トークが！

5人班で女子学生は私とNの2人だったのだが、私より院長に近い立ち位置だったせいか、はたまた彼女の方が身なりがお嬢さまちっくだったせいか（実際、Nは誰もがひれふすやんごとなき高校出身であった）院長の勧誘攻撃はNに集中砲火。

Nの背後に立った院長、軽くジャブを。

「あっ君、この襟足のうぶ毛すっきりさせてみないか？」

お次は横にまわって、パンチパンチ！

「この腕のムダ毛、レーザー脱毛してみる気ない？」

今度は前から、さらにラッシュ!!

「シミとかニキビ跡もね、うちで全部きれいになるから！」

Nは無言でややひき気味、3人もいた男子学生は院長の眼中になく、声をかけられることもない。私もお金のなさげな服装のせいかずっと無視されていたが、院長の「K大のコはぼくの後輩だからね、全部2割引にしてあげる」なるお言葉には、ついついお耳がダンボになってしまった。だって、女ですもの。

その後、病院を寿退職して田舎にひっこんだ私、あの院長のクリニックが今でも繁盛しているのか、ちょっぴり気になるのであった。まだ2割引は有効かしら。

壮絶！ 外科医ライフ

外科。これは心臓外科、血管外科、腹部外科、脳外科など手術を主とする科の総称である。

外科ポリクリでのこと、医学生たちは外科カンファレンスルームでくつろいでいた。

そこへ、一年上のフレッシュマン（研修医1年生）がやって来た。青い顔をした彼は、息も絶え絶えにこう言ってからフラフラとした足取りで仮眠室に入っていった。

「外科入局希望者いる？　やめといたほうがいいよ、生き地獄だよ。ふたり組の相棒が身体壊して辞めちゃったから、オレ仕事2倍なんだよ。医師国家試験落ちてりゃ良かったよ。そうしたらこんな苦しい思いしないで、どこの科に入るか考え直せるのに……」

外科ってそんなにきついのか～と医学生たちは大いにびびったものである。

外科学教授によるオリエンテーションを受けたのち、手術見学に入った。

私が立ち会ったのは胃がんの「胃全摘およびリンパ節郭清《かくせい》」手術であったが、これが朝の9時から夕方4時まで立ちっぱなしで昼ご飯抜き、トイレも行けず、手術室はクーラー全開で冷え冷えなのである。執刀医の横で見学してるだけで意識を失いそうになった。私は血も内臓も見るのは平気なのだが、手術室の冷えこみもあって外科は体力的にアウト。飯抜き立ちっぱなしも慣れで平気になるんだろうか。

胸腹部大動脈瘤の手術では、26時間もかかることがあったそうだ。患部が胸から腹にわたるので、胸骨（左右の肋骨をつないでいる、胸の真ん中にある骨）を縦割りして、患者の体を開いての手術になる。麻酔されて痛みは感じないとはいえ、長時間手術台に拘束される患者も大変である。

またある日、脳外科手術の見学に入ると3人のドクターが交代で執刀していた。二番手のドクターが執刀を続ける中、三番手のドクターは交代にそなえ、患部を映すモニター前に仁王立ちして手術を見守り、執刀の引継ぎを終えた一番手のドクターは……なんと、出番を終えた彼は、血と汚物にまみれたオペ室の床に倒れていた。いや、彼は手術室のリノリウムの床の上に伏して眠っているのだ！　血のついた手術衣を着たままで。

ああ、おそろしや。すさまじきものは外科づとめ、よほどの体力気力知力がなければつとまるまい、そう確信した外科実習であった。

外科教授に人情を見た！

外科では動物を使う学生手術実習があった。

医学生はどこも悪くない健康な犬を練習台にして、開腹手術をしなければならない。医学生の腕前では開腹した犬は死んでしまうのだった。

私は小学生時代、犬を飼っていた。そんな犬好きであるから、これから何が起こるかも知らず無垢な瞳で人間を見上げ、尻尾をふる犬たちを見ることがつらかった。逃げになるけれど、この日は学校を休んでしまいたかった。進級を考えると、必修科目の実習を休むのは無理だったのだが。

同じ班の男子は「手術がやりやすいから大きな犬がいい」と犬を選ぶほどの余裕であり、犬を現在進行形で飼っている女子も感情を表に出さず、気丈に実習にのぞんでいた。その中で私だけがあからさまに動揺していた。

せめて、犬の不安が少しでも減ればと思い、麻酔が効くまで私はずっと犬の頭をなでていた。頭をなでたどころでこれから実験台にされる犬の命を救えるわけもなく、欺瞞だとわかっていたけれど、私は自分の弱さから犬の頭をなでずにはいられなかったのだ。医学生としては落ちこぼれである。

犬をなで続ける私に外科教授が近づいてきた。

他の学生はちゃくちゃくと手術の準備を進めているのに、涙目で犬をなでるだけの私。ダメ人間だ。医学生失格だ。きっと怒られる……教授は静かに私に尋ねた。

「君、どうしたのかね？」

あのう、昔実家で犬を飼っていたので、医学部生としてはいけないのでしょうが、犬を手術することがつらくてたまらない気分なのです。私は正直に答えてしまった。怒られる。そんな弱気で人間を治せるのか、とみんなの前で叱責されるに違いない。

私が身がまえていると、教授は小さな声でそっとおっしゃった。

「私も家では犬を飼っている。そのかわいそうだと思う気持ちは大事なものだから、これからもなくしちゃいけないよ」

教授の言葉は、驚きだった。てっきり叱責されると思ったのに、生き物をかわいそうだと思う気持ちを認めてくれたのだ。

班ごとに行われる犬の手術に私も参加し、実習終了後、私は犬の冥福を祈った。

実在したＫＯ太郎さんのこと

「私立ケー大はプライドが高いから、ライバルのソー大とのスポーツ戦のことを、学内ではソーケイ戦ではなくケーソウ戦と言うのだ！」と噂されていたけれど、実際に入ってみたら普通にソーケー戦と言っていた。世の中そんなものなのか。

そんなＫ大学病院の受付には問診票の記入例が置いてあり、名前欄には「ＫＯ太郎」と書いてあったりした（当時）。太郎、花子は名前の代表格だから、大学名＋太郎ってのは安易な、よくある記入例だと思っていた。

ところがＫＯ太郎さんは実在したのである。

麻酔科のポリクリで、ＫＯ太郎さんと私たちはご対面した。

太郎さんは人間ではなく、そう名づけられた人形だった。

人形といっても、その頭部から胸部は気管内挿管や心臓マッサージ、人工呼吸などの医学的処置を行えるよう精巧に作られている。そのぶん、実習にあまり用事のない腹部や足などはぺたんこで、ただのお人形さん以下である。自動車運転免許取得時の、救急救命実習用の人形。あれのもっと金のかかったものを想像していただけると太郎さんのイメージに近いのではないか。

ヴァーチャル麻酔科医になった医学生たちは、慎重に太郎さんに麻酔をかける。もちろん、実際に薬剤を人形に投与するわけではないが、気道確保したり静脈ラインを確保したり、正しい名称と分量の薬剤コマンドをインプットして太郎さんが無事（架空設定の）手術を終えられるよう全身管理をするのだ。

太郎さんは操作を感知して、本物の人体と同様の反応を示してくれる。

ただこの太郎さん、とても虚弱体質なのである。我々の実習時も、残念ながらお亡くなりになってしまった。脈が戻る望みを託してアドレナリン製剤を投与したり、がんばったのだがなぁ。

実習で太郎さんを無事生還させた学生は、歴代皆無だという噂であった。

未来の医者、医学生のために何度も生死を繰り返す人形、それがＫＯ太郎さんなのだ。

【まめちしき：Ｋ大学病院敷地内にある看護学校では、女体人形の「ＫＯ花子」さんがいた。この二体がなぜ別々に保管されていたのかは謎である。】

口からとんでもないものが出ちゃった医学生@内科

医学部で学生実習をどれほどやるのかというと、採血・点滴など基本手技はふたり組になってお互いの腕が穴だらけになり内出血しまくりになるまでやる。ヘタな人と当たるとこれは地獄である。気道確保をしたりされたりもする。病棟で患者に行うような手技は、医学生同士で事前にマスターしておかねばならないのだ。

この世には注射や採血の名人が存在して、そんな名人に当たると「え？　今刺さったの？　本当？」というくらいサクッと苦痛なく終了するのでラッキーである。

注射針の先端は、刺される苦痛を最小限にするためにエッジ角度が二段階になっている。先端の鋭利な部分がメスのように皮膚を切り裂くので、抵抗を少なくするのだ。

私が教わった採血のコツ。

だいたいひじの内側の太い静脈から採る。利き腕の方が血管が出やすいと言われる。血管が細かったりすると、イケそうなやつを探して両腕をさぐりまくらないといけない。

駆血帯（採血の時、腕をしばるゴム管のようなもの）で腕を巻く。縛るのではなくすぐにほどけるよう軽くとめる感じ。

アルコール（アルコールアレルギーの人は別の消毒薬）綿で、刺す予定の場所をふく。

準備が整ったら、ぐさっと針を刺す。

皮膚には痛覚を感じる痛点が分布しているので、刺すときはそこを最小面積で通過するよう垂直をこころがける（ひじの場合、垂直に刺すのはごく浅く表面のみ。深いところまで垂直に刺すと、正中神経などを刺して傷める怖れがある）。

皮膚を通過したら針に角度をつけ、心持ち斜めに寝せて注射器のピストンを引く。これも斜めに針を寝せすぎると、血管壁にぴったりとフィットして血が採れなくなるので微調整が必要になる。

熱心な医学生はグレープフルーツを刺して練習していた。グレープフルーツの皮は「皮膚を刺すときと感触が似ている」のだと言う。ゴム管やダイコンを練習台にして注射器で刺しまくるクラスメートもいたが、私の経験からすると果物などの代替品を使うより、医学生同士実践する方が上達が早かったと感じる。人間相手ならば真剣味が違うのだ。

＊

内科の講義で、選ばれた学生がふたり組になり、胃へチューブ挿入実演をすることになった。鼻の穴から入れ、鼻の奥からのど、食道までチューブを通すのである。

先生に選ばれなかった幸運（？）な残り98人の学生たちの目の前で、チューブを取り扱うのだから緊張しないわけがない。

一組目は鼻にチューブを入れただけで相手の学生がクシャミ連発、あえなく中止となった。二組目の彼は、まじめなおももちでスルスルとチューブを相方の鼻の穴から挿入していった。それはそれはスピーディでスムーズな挿入であった。

「おお！ 君、うまいぞ！」

先生も、彼の見事な腕前に笑顔を浮かべた。

鼻からどんどん、どんどん、どんどんなめらかに入ってゆくチューブ。彼の成功を、誰もが疑わなかった。しかし次の瞬間、鼻から入って食道に向かっているはずのチューブは、相方の学生の口からペロンとはみ出した。

のどには入ってなかったのね。そりゃ挿入がスムーズなわけだわ！ 鼻からチューブを入れられて、口からその先端を出した男子学生は、なんとも困り果てた表情を浮かべていた。教室はもちろん大爆笑。

驚くべき速さでウドン芸ならぬチューブ芸を披露してくれた某クラスメート、ひょっとしたら、彼にはお笑いの才能があったのかもしれない。

医者の身だしなみ

医学部高学年になると病棟実習が始まる。そこでは毎日患者さんとじかに接するので、Tシャツにジーパンというわけにはいかない。身なりをきちんとしなくてはならないのだ。そんな「K大流・医学生の身だしなみ」をご紹介する。

＊基本的には襟のある服、必須
男はワイシャツにネクタイ。女はシャツかブラウス。襟があっても、ポロシャツは微妙とのこと。

＊ジーンズ禁止
ジーンズ（デニム）は作業着としての歴史があるため、患者さんに失礼にあたるのでNG。

＊ピアスなどのアクセサリーは避ける

激しい肉体労働を要する救急医療の現場では、ピアスは危険ですらある。

＊女子は派手なメイク、厚化粧を避ける

ノーメイク推奨ではないが、アイシャドーやアイメイクは控えめに。ケバいのはダメ。

＊男はスニーカー不可、革靴履くべし！　女はパンプスがのぞましい

迅速な行動が要求される病棟ではハイヒール禁止。ナースサンダルの黒いやつ（商品名なんて言うんだろう、ブラックナースサンダル？）はパンプスじゃないけど黙認されており、女子医学生のほとんどがコレを履いていた。暑い夏には男子から「女は楽でいいよな、男は革靴でムレるぞ。ネクタイしてると首筋が暑苦しいんだぞ！」などとやつあたりされたものである。男の子の気持ちはわかるが、私に言われてもな。禁止令を出している上の人に言ってくれよ。

病院の決まりで謎だったのは、次のようなものである。

＊白い靴下禁止

白って清潔感があって病院らしい気がするのになぜ？　汚れやすいからシミが目立つのがダメなのか。それ以外に白靴下がダメな理由を思いつかない。ナースは白いストッキング推奨なのに、医者は白ＮＧとは不思議なことである。

＊男女とも、はだしは不可、女子のストッキングは柄もの不可、カラーものもダメ

病院は常に病原菌感染の危険にさらされているから、はだしがダメなのはわかる。病院で華美なおしゃれは必要ないだろうから、ストッキングにこるなというのもわかる。

意外と多い制約に、私は疑問を上のドクターにぶつけてみることにした。

「カラーストッキングはダメとのことでしたが、肌色系のベージュならいいですよね？　ダークブラウンやグレー、ブラックのストッキングならば地味ですから、いいのでしょうか。ホワイトやネイビーのストッキングはいけませんか。ナースはホワイト履いてますけど、いかがでしょう」

すると先生はちょっといらついた様子で

「とにかく派手でないもの！　あとは各自常識的に判断せよ！」

と立腹してしまわれたのであった。その常識が難しいから質問したのにねぇ。

こういう決まりって病院によって、甘いところとうるさいところでは差がありそうである。

女医とナースの見分け方

白衣は医師と医学生の必須アイテムだ。

白い色は汚れた場合ごまかしが効かないため、清潔をむねとする診察衣に使われることが多い。しかし、白衣高血圧（白衣を見ると緊張して血圧上昇する状態）など、白は患者にプレッシャーを与えることでも知られ、白衣を純白にはせずクリーム、ブルー、ピンクなどパステルカラーにする病院も増えてきたようだ。

医学生時代、白衣姿で病院内を歩いていると、患者さんからよく「看護婦さん！」と呼び止められた。女医や女子医学生は、ナースと間違えられることが多かったのだ。圧倒的に男の多い医学界のこと、患者さんが「医者は男性、ナースは女性」と思いこんでしまっても無理はない。

K大病院では、ナースはワンピース型の白衣にナースキャップ、履物は白いナース用スニーカー。女医はジャケット型の白衣に素頭（？）、履物は基本パンプス。白衣の違いとナースキャップの有無で女医とナースを見分けてもらっていたものだ。

近年、「ナースキャップは不衛生ではないか」との意見もあり、看護帽を廃止する病院が増えているそうだ。そういう病院では、どうやって女医とナースを見分けているのであろうか。

大学病院に併設された医学部生協に行けば、ナガイレーベンやホワイトチャペル製の白衣が買える。医学生は、2千8百円程度の青白い白衣を着るのがふつうであった。安い白衣はポリエステル65％、綿35％混紡素材でほのかに青紫っぽく見えて、綿100％の白衣のように真っ白には見えないのである。

真っ白な白衣はドクターのネーム刺繡コミで1万5千円もするので、医学実習で汚しやすい医学部時代に着ている人はあまりいなかった。実習で使うDNA染色液が白衣に飛んでしまったら、泣いても笑ってもクリーニングに出してもけっしてシミは落ちないからである。余談だが、男性医師は白衣には普通にＹａｍａｄａなどと名字を刺繡していたが、女医は結婚したら名字が変わるからというので、ＹｕｍｉｋｏとかＡｋｅｍｉなどと名前を刺繡していたものだ。

医学生と医師の身分の違いだけではなくて、内科と外科でも白衣に差がある。

内科系は主に長袖・ダブル（時にはシングル）のジャケットかコートのような白衣が多かったが、外科系では主にドクターズネック（首のところでボタン開き）の「ケーシー白衣」を着るのが主流であった。

ケーシー白衣は半そでだから軽快で動きやすいが、ひとつ問題があった。K大ではケーシー白衣は作業着扱いなのだ。内科実習でケーシー白衣を着ていると、「こらっ！襟付きの白衣にしなさい！」と怒られてしまうのだった。内科独自のドレスコードなのか「ケーシー＝外科系」なる決まりのようだ。だが、ケーシーの上に襟付きの長そで白衣をはおれば、服装にうるさい内科でもOKだった。この場合、重要なのは襟なのか長袖なのか、謎である。

そんなケーシー白衣の由来を、外科実習のおり先生からきいた。

「なんでケーシー白衣っていうか知ってるか。ベン・ケーシーっていう脳外科医ドラマがあってそれがハマリ役だったから、そう言われるようになったんだぞ」

それでは、ドラマが出来る以前は「ケーシー白衣」は何と呼ばれていたのだろう。ドラマから白衣の呼び名がつくなんて、もしかして長そで白衣がハマリ役の医者ドラマが出来たら、白衣がその役名で呼ばれることもあるかもね。手術衣を「ブラック・ジャック」と呼ぶ日も近いかもしれない。

診察プレイと医学生聴診器事情

いかにも医者らしい小道具といってまず思い浮かぶのは聴診器だろう。

私の彼氏は文学部出身だったが、「彼女が医学部生で聴診器を持っている」と話そうものなら、「診察プレイとかしてんの、ウヒウヒ」などとひやかされて困ったらしい。

それにしても、診察プレイ？　お医者さんゴッコ？　しませんよ、そんなもの。事実はもっと強烈なのだッ。ゴッコなんて甘い甘い。

内科実技試験をパスするためには、たゆまぬ練習が必要である。とはいえ、学生の身分では患者に練習台をお願いするわけにはいかない。聴診器を自らの胸に押し当て（けっして変態ではありませんっ！）、自分の心音を聴いて練習するなど序の口。他人、それも練習を承諾してくれる家族や恋人に練習台をお願いするのが医学生の日常であった。

それはまさに真剣勝負。お医者さんゴッコの甘やかなムードは、そこにはない。なぜなら試験では、教授の前で指診聴診触診をやってのけなければならないからだ。

私などは、打診（内科の医者が指で患者をトントンとやる、アレ）の練習しすぎで指の爪に内出血した。なのに実技試験では、循環器内科教授に、

「君は打診ヘタだね〜。練習してこなかったでしょ」

と言われてギャフン。ひかえおろう、この練習による内出血が目に入らぬか！　と教授に文句を言いたかったが、まあ一応その試験には通ったので、よしとするか。

とあるクラスメートの女子は、彼氏で触診打診練習するついでに、挙睾《きょこう》筋反射（内モモをなでると睾丸が動くという反射）まで確かめさせてもらったらしい。さすがにそれは、やりすぎなのでは……挙睾筋反射の確認は、内科の実技試験に入っていないしな……。

経験を積めば積むほど、医者のタマゴたちは一歩一歩、ベテラン医師へのはるかな道をきっとのぼっているのです。というわけで、医学生を家族や恋人にお持ちのみなさま、ぜひぜひ練習に協力してあげてくださいね、プリーズ。

ゴールド聴診器のひみつ

聴診器。心音や呼吸音を聴くためのこの器具は、実はお値段ピンキリである。医学部高学年で病棟実習を始めるとき、私は1万5千円くらいの聴診器を購入した。

循環器内科実習に、医学生たちは聴診器を持ってのぞんだ。模範演技を見せる循環器内科教授は、な、な、な〜んと金色に光り輝く聴診器をお持ちであった。お値段を訊いたら7万円とのこと。それはすごい。内科のしかも循環器と言えば、これ以上はないくらい聴診器が大活躍する科であるから、教授がハイエンドモデルのゴールド聴診器を持っていても不思議ではない。

いよいよ医学生も患者さんのご協力を得て、実際に心雑音を聴かせていただくことになった。自らの聴診器（1万5千円ナリ）で拝聴する学生たち。

ややや？　雑音、あるんですか？　ちっとも聞こえませんよ？　ふつうの音しか聞こえない。優等生から私のようなアホな学生まで、あまねく心雑音が聞こえなかった。

「誰も聞こえないとは情けない！ 君たちは聴診器の使い方がなっとらん！」

と教授、ご立腹。そこへ勇者が躍り出た。ある男子学生が教授に提案したのだ。

「先生の聴診器、後学のために少しお借りしてもいいでしょうか？」

勉学のためという大義名分ゆえ、NOとは言えない教授。うやうやしくゴールドに光り輝く聴診器を借り受け、患者さんの心音を聴く彼は、こう叫んだ。

「き、聞こえる……！」

「ええっ！」「どれどれ？」どよめく学生たち。「ぼくにも！」「わたしにも！」と次々にゴールド聴診器を又貸ししましたらば、おおお、心雑音が鮮明に聞こえるよ！ すごいよキンピカ聴診器！ さすが7万円だよ！ やっぱムリだよな1万5千円ぽっちじゃな！ ということに、あいなったわけであります。

一通り学生たちの間をまわったゴールド聴診器7万円ナリが返却されたとき、教授は渋いお顔をしてらしたけれど、道具ってあなどれないもんだね！

弘法筆を選ばずと言うけれど、弘法レベルには程遠い医学部生たちのこと、良い道具こそが良い結果を生むのでございました。

萌える医学、だって女の子だもん

医学部現役時代は毎日医学書を読んでいた。

ある日のこと、形成外科の参考書を読んでいると皮弁（ｆｌａｐ）についての記述があった。皮弁というのは移植に使う血管つきの皮膚や皮下組織のことで、血流が保たれているため生着しやすいと言われている。しかし、その本に書かれていたのは、思わず赤面してしまうような説明だった。

「筒状皮弁のかたさは、陰茎くらいのかたさが好ましい」

よく、かたさって人体にたとえられますよね。お料理の時は「耳たぶくらいのかたさで」なんて言うし。でも。いんけいって、よりにもよって、アレのことだよね。動悸息切れめまいがするわ。インケイくらいのかたさって私、女ですからわかりません。医学部って、やはり男社会？　男子中心？　男尊女卑？

泌尿器科や産婦人科も勉強するのだから、前もって心の準備さえ出来ていれば、たとえチンや菊門を目の前にしたところで動じることはない。それが女医のタマゴたる、女子医大生の心意気。

しかし、乙女は不意打ちに弱い生き物である。下半身系でない形成外科のページを読んでいて、いきなりこのような表現に出会うとは思わなかった。パニックになった私は「ふわっ!」と叫んで本を机に取り落としてしまった。

同じ班の男子医学生が、本を落としパニクる私にどうしたのかときくので、私は無言でその記述、アレのかたさがどうのこうのという文章を指さした。すると男子は、該当箇所を読んで

「わはは! それって勃ってるときとふつうのときと、どっちのかたさのことなんだろうなー」

と、弱った私にさらに追い打ちをかけるがごときセクハラ発言をかました。

すっかり真っ赤になってしまった私は、机にうつぶせしばらく顔が上げられなくなった。

皮弁のかたさって「アレなとき」「ふつうのとき」の、いったいどちらが正解なのか、恥ずかしくて先生に質問もできず確かめておりませぬ。はたして正解はどっち?

たとえばこんな医療ミス

リアル手技では一切ミスのゆるされない医療業界だが、医学教科書にはミスプリが多い。ある医療系専門出版社の読者アンケートはがきに「最初に本書のミスプリントを発見し連絡してくださった方に謝礼さしあげます」と書いてあったくらいである。

私が見つけたことのあるミスプリはこんなものだ。

(正)「ペプチド」(誤)「プペチド」

(正)「GnRHアナログ」(誤)「GnRHアナグロ」

このように、一見してわかるミスプリはかわいいものだ。

(正)「ミオキミア」(誤)「ミオキシア」

こんな疾患名のミスプリは、その病気について知らないとわからない。

K大の産婦人科の講義でのこと。産婦人科学会で使ったスライドを学生の講義に使いまわしていたのだが、見たらコレステロールのはずが「コレスレロール」になっていた。

「学会スライドなのにまちがってるねえ」

と横にいた女子に言ったところ、

「学会では、そういう低レベルな発言で時間をくうのが最も嫌われるのよ」

といなされてしまった。そういう体質の世界だから、ミスプリも減らないのだろうか。


過去一番笑えたミスプリはこれ。循環器の教科書で「右左シャント」のところが「右左シャウト」になっており、シャウトしてどーするんだ!? と思ったのであった。

またある日、図書館から借りた本を読んでいたら、生理学の実験プロセスの説明に「生犬を用い」と書いてあった。生犬? なま犬って「生きている犬」ってこと? ふつう死んじゃった犬では実験しないと思うが。それとも、子犬じゃなくて「成犬」のミスプリ? これも「皮弁のかたさ」と同じく、気にはなったのだけどなんとなく先生には聞かずに済ませてしまったため、永遠の謎となってしまった。

医師国家試験のひみつ

意外と知られていないことだが、医師国家試験に実技試験はない。たぶん実技試験の準備や採点に手間ヒマがかけられないんだろう。

そして筆記試験は、記述式ではなくてマークシートだ。センター試験（昔の共通一次試験）みたいな感じなので、適当に塗ってもある程度正解するけれど、人命にかかわる選択肢、人呼ぶところの「地雷問題」を間違えると不合格になる。

医師国家試験は、数ある国家試験の中でも容易だと言われている。なぜなら合格率がとても高いからだ。K大学では合格率90％以上であったし、合格率80％でも低いと言われるくらいであった。それに比べると、司法試験や薬剤師試験など他の国家試験は合格するのが難しいのではないか。

国家試験前には医学生による組織、「シケタク」こと試験対策委員会が各大学で発足し、委員間で交流しては出題傾向の噂を集める。このシケタク予想がなかなかの的中率を見せるのであなどれないのだった。

私が医師国家試験を受けたのは何年も前のことなので、今では500問に増量され試験が2日間から3日間に延長されたとか、3月から2月に日程が早まったことは今回改めて調べて初めて知った。

大学によっては卒業試験を課すところもあるから、医学生の冬は試験づくしなのだなぁ（K大は、卒試がなかったのでラッキー）。

医師国家試験は過去問集だけでもどっさりある。

過去問は毎年増えていくし、新たな医学知見も次々加わっていくので、問題集がどんどん分厚く膨大になっていく。私の時代でも過去問がすでに20数冊、ハローページ何冊分かってくらいあった。今はもっとあるのだろうな。あとになるほど勉強が大変になっていくようだけれど、それだけ新しくて有用な知識を得られるのだから、悪いことばかりでもない。

国家試験で忘れられないのは、駐車違反などで罰金刑以上の刑を受けたことのある医学生が集められ、一般医学生とは別の会場で試験を受けていたことだ。あれはなぜなのだろう。罰金刑を受けたことがあるからといって、カンニングなどの不正行為をしやすいとも思えないのだが。

最後に、医師国家試験の落とし穴について。これはセンター試験でも大学入試でも同じだが、恐ろしい落とし穴がある。それにはまると、どんなに優秀な人でも0点になってしまうという……それは、「名前書き忘れ」だ。

そんな凡ミスするわけないよ！　と思うだろうが、名前を書き忘れてしまう受験生が毎年必ず出る。無記名だと問答無用で0点になってしまうので、くれぐれもご注意を！

第3章　研修医は見た！　病院で本当にあった泣ける話

今だから話せる大学病院秘話
先生と呼ばないで……いいや、呼んで!!

私は自分の出身大学の大学病院で研修医になる道を選んだ。

「××教授の何々法を学びたいから、△大学の○科医局で研修医をやりたい」などの具体的な目標を持って他大学へ飛び出していく研修医も存在したが、そんな目標も将来プランもない私は、エスカレーター式にK大医学部を卒業し、医局入局試験を受けてK大学病院の研修医となったのである。

出身大の附属病院で研修することには、利点がいくつかある。体育会系の部活で知り合った先輩医に目をかけてもらえるし、同僚も知人が多いし、大学病院の地理からシステムまでわかっているので、新天地を求めるよりも楽なのだ。ただ学生時代と会う人や場所が変わらないため、職場である大学病院のことを、ついうっかり「学校」と言い間違えてしまうのが恥ずかしかったが。

仮に私の名字を「J」とする。学生は普通名字で呼び合っていたが、部活の先輩がふざけてヘンテコな名で私を呼んで以来、それが定着してしまった。呼び名なんてどうでもよいと思っていたのでスルーしたのだが、それがよくなかった。先輩が「お〜い、Ｊぴー！」と私に呼びかけたとき、きっぱり否定しておけばよかったのに。そのあだ名が広まり、いつしか私はみんなから「Ｊぴー」と呼ばれるようになってしまったのだ。

一番困ったのは、Ｋ大学出身の同僚が研修医になってからも私のことを「Ｊぴー」と呼んでいたこと。研修医同士であっても名字に「先生」をつけて呼び合う決まりだったのに、元クラスメートの気安さからか、ずっとジェイピーと呼ばれ続けていたのだ。

オフ時間に言われるならば我慢もしたのだが、同僚がとうとう問診中に、

「ねえ、Ｊぴー、ちょっといい？　カルテのことなんだけどさー」

などと言い放ちやがったので私は赤面、患者が何のことかと目を丸くする一幕もあった。

「もぉ学生じゃないんだからっ！　人前ではＪ先生って呼んで!!」

と同僚に懇願したが、一度ついたくせはなかなか治らないらしく、それからもずっと「Ｊぴー」と呼ばれ続けたのであった。

ぶっとび研修医オリエンテーション

私が医師免許取りたてだったころ、大学が研修医向けのオリエンテーションを開催した。K大出身の研修医だけではなく、K大を研修先として選んだ他大学出身の研修医も一堂に集い、えらい先生のありがたいお話や医師としての心がまえなどを聞くのである。ありがたいお話の大半は忘れてしまったが、今でも覚えているのがひとつある。「汝自然の臣ならず、麻姑《まこ》の手を持て」というもの。

自然の臣ならずとは、病気の自然治癒を待つ消極的態度ではなく、医師として積極的に治す態度であれということらしい。医者は自然の臣……患者の治癒力のお手伝いをするだけ、という自分の考えは甘いのか。当時、過剰投薬などを防ぐ意味でも「自然の臣」たることは大事ではないか、と想像していたので驚いたものだ。「オレが治してやる」くらいの気概を持て！　ということだろうか。

次の、マコの手について。「麻姑」とは伝説上のマコ仙人というもので、人の病を癒す手を持っていたらしい。それで、マコの手を持て、と……無理、仙人の手を持つなんて。病院のオリエンテーションで、なぜにいきなり仙人のお話が出るのか？　オリエンテーションの意外な展開について行けず、ポカンとしている人が多かった。

続いて「先輩研修医の体験談」コーナーになり、整形外科2年目の研修医が「ぼくの医療ミス」なる体験談を語った。

整形外科の手術で、術前に行う処置のオーダー表を記入するのは研修医の仕事なのだが、脊椎の手術にてミスが起こったと言う。

手術前には、患部の剃毛処置をする。体毛には雑菌がつきやすいので、手術する部位周辺の体毛を術前に剃っておくのだ（盲腸の手術で、陰毛を剃るのが有名。術前に剃ることで微小な傷が皮膚に生じてしまい、かえって衛生的によくないとの説もある）。

研修医の彼は、オーダー表の剃毛欄「頭部」にうっかりマルをつけて出してしまった。背中の、しかも腰の方の手術だから頭部は何も関係ない。

手術当日、手術室で頭をつるりと剃られてしまった患者に対面した執刀医は、あまりのことに思わず噴き出してしまったそうな。

「笑っているから許してくれるのかな？　と思ったら、術後は大目玉でした」

オーダーミスをした彼は、かなりきつく執刀医から叱られたそうだ。

なぜ関係のない頭を剃ってしまったのか、患者への術後説明も大変だったに違いない。災難なのは、背中の毛を剃るはずなのにミスで頭を丸められてしまった患者である。

「ぼくが教訓として後輩に話せるミスはこれだけ。あとはちょっと言えないので、とにかくミスには気をつけてください」

という言葉で、先輩の体験談コーナーは終了した。

ことが人の身体にかかわるだけに、些細なミスが重大な結果をおよぼす医療業界。新米研修医のみなさまにおかれましてはくれぐれもご注意を、とエールを送ってこの話をしめくくりたい。

美しい先輩女医を探して

まだ第一志望科に直接入局するシステムだった我が研修医時代。私は第一志望・小児精神科、第二志望・精神科、第三志望・皮膚科であったが、親から「とにかく手術のできる科でなきゃダメ」と命令されてしまった。

皮膚科なら手術ができると親を説得したが、「水虫がうつりそうだからダメ」なる、なんともアホらしい理由で却下された。親にないしょで入局願書を出してしまうという手もあったが、当時のK大の入局願書には「親のサインとハンコ」がなければならず、親のサインと印影を偽造するテクニックがなかった私は第一志望から第三志望まであきらめざるを得なかった。

希望の科に入れないならば、自分のQ　O　L《クオリティ・オブ・ライフ》を重視しよう。せめて優雅な女医をめざそう、と目標を下方修正した私は、各科による勧誘会に出て先輩女医を観察し、美女チェックをしまくった。メイクはきちんとしているか、お肌の調子はどうか、おしゃれする余裕はありそうか。いざ自分が入って、髪ふりみだして診療するのは避けたいという打算的心理が働いたのである。

美女チェックを三拍子そろって合格したのは眼科であった。勧誘に来た先輩女医がきれいどころぞろいだったのだ。うわーピアスしてるゆとりがあるのか（救急などではピアス不可だった）とか、髪の毛サラサラじゃない、とか。

眼科ならば体力がなくてもやっていけるかしらん、とのんきに考えていたが、読みが甘かった。

この美女チェックには盲点があった。確かに勧誘に来た女医は美しかったが、その美女医軍団は、鬼のように忙しい「病棟組」ではなく、比較的余裕のある「外来組」からメンバー選出されていたのである!!　病棟組は、寝食もろくにとれないくらい忙しすぎて、卒業生の勧誘などしているヒマはないのだった。

眼科研修医は（というか、たいていの科がそうなのだが）外来と病棟の業務に分かれており、外来は比較的に楽で早く帰れる。それに対して病棟、中でも眼科病棟はK大病院一きつい外科に次いで大変だと噂されていたのだ。この噂が事実に相違ないことを知ったのは、眼科に入局したあとだった。

＊

現在の研修医システムは私のころとは違って、スーパーローテート制になり、志望科だけでなく複数の診療科をまわることが義務づけられた。これは医師養成における意義があると思う。

人間の身体はつながりあっているもの。私がいた眼科であっても、目に局在する疾患だけではなく、全身疾患における一部として眼症状を診ることも多かった。

医学生もポリクリで病棟見学するけれど、学生はお客さん的な立場であって、医局の本当の雰囲気やその科が持つ深い魅力などはわかりにくい。だから、スーパーローテート制は自分が何科に進むのか迷っているような人には有用な制度であると思う。体力的・精神的に大変だとは思うが……。

「オレは脳外科医になりたい！」みたいに将来の目標が決まっている人には、今の制度は遠回りに感じられて、逆にもどかしいかもしれないね。

そんなことまでやるのっ！　研修医ライフ

研修医ってどんなお仕事をしていると思われますか？

研修医って言うくらいだから、医学の勉強とか手技の研修をしているんじゃないの。それで正解なんだけれど、実は研修医は大半の時間を雑用に費やしていた。雑用と言っても、それを誰かがこなさなければ病院の業務はたちゆかないので重要な仕事なのだが、本音を言えば誰もが勉強したい。研修医たちは1日も早く一人前の医師になりたくて、もうウズウズしているのだから。でも、知識も技術も未熟な研修医に病院側が期待しているのは、正直なところ雑用としての格安労働力なのであった。

今でこそインターネットで現役研修医の日記ブログが公開されていたり、リアルかどうかは別として研修医ドラマや漫画が人気だったりするが、昔は情報もあまりなく、予備知識のないまま研修医生活が始まった。

初年度、外来担当になった5人のペーペー研修医それぞれに、雑用係が振り分けられた。

研修医たちはお互い恨みっこなしで、ジャンケンをして係を決めた。くじびきでもよかったのだが、くじを作るのが面倒だったので、「ジャンケンぽいっ！」で決めたのである。

本来の学業および診療に加えて大学病院の裏方作業、雑用をこなさなければならないなら誰だって少しでも楽な仕事の方がいい。そして自分の勉強時間を確保したい、それが本音だ。

ジャンケンで目の色を変えて奪い合ったのは、こんな仕事である。

最も楽なのが眼科の検査機械を扱う機械係。これのどこが楽なのか？　物理工学は専門に勉強していないから機械の知識なんてないし、機械のメンテナンスや内部の修理を研修医に期待しても無理だしムダである。それじゃ何をするのかというと、機械に不具合が起こったときに管理会社の人に電話して病院に来てもらう、ただそれだけだった。たまに機械が壊れたときだけ、電話連絡するだけのお仕事。これやりたい。機械係になりたい。みんなの思いはひとつであった。

「ジャンケン、ぽーん！」

たかがジャンケン、されどジャンケン。この結果いかんで、外来業務半年間のＱＯＬ《クオリティ・オブ・ライフ》に差が出てくる。後出しなしの真剣勝負が始まった。ハタチもとうに過ぎた大人たちが、がん首そろえて本気でジャンケンをするのは、ちょっと異様な光景だっただろう。

ジャンケンで運良くいち抜けた男子が選んだのは、やはりヒマな機械係。残りの係はそれなりに忙しいものだったのだ。

次に楽なのは、スライド係。当時の講義・会議ではOHPでスライドを映すのが一般的だった。そのスライドを管理したり、映写機を用具室から借りて運んでくる係だ。仕事はスライドを使うときだけ、週に2、3度はあったが毎日じゃないし、楽な部類に入る。

ジャンケンの結果、楽な係から取られていき、残ったのはいずれもとある理由から敬遠される係だった。

ひとつはカルテ係。カルテ室から外来受診患者のカルテをカートに乗せて運ぶ係だ。これにはエピソードがあるので、のちほど紹介したい。

そして、ジャンケンに全敗した私がなってしまったのは予約係だった。外来に予約したにもかかわらず、連絡もなく来院しない患者の自宅にいきなり生電話する係だ。

「こんにちは、私、K大学病院のJと申します。××さんは御在宅ですか。眼科外来の受診予約をしていただきたいのですが、いつなら御都合がよろしいでしょうか」

そんなことを、膨大な無断欠席患者リスト片手にちくちく一軒ずつ電話していって、患者の来られる日を聞いてパソコンに入力するのが予約係のお仕事。

もちろん研修医のメインの仕事は医学研修なわけで、患者の予約をとることじゃあ、ござんせん。でも上から命じられたら仕方ない、やるほかはない。研修医、ああ、汝は哀しき雑用係よ！

メインの仕事の合間を見つけては、毎週50件以上は出る「外来に来なかった人リスト」を片手にひたすら電話をかけていく。朝、外来が始まる前に電話かけて、昼ランチの合間に電話かけて、夕方外来終わってから電話かけて、当直の夜（さすがに深夜は避けたが）電話かけて、外来そなえつけの電話で外線を使っていいのでフトコロはいたまないが、面倒なことこのうえない。

でもね、この仕事、疑問だ。予約したけど行かない、休むとの電話もしない、次の診療を受けないってのも患者の自由だと思うわけ。もしかしたら主治医とソリが合わなくて、違う病院にそ〜っと乗りかえたのかもしれないし。

いきなり自宅に研修医から電話かかってきて、

「あなたこの間受診予約したのに外来に来なかったでしょ、次の予約を今取ってくださいよ」

っていうのは、びっくりするんじゃないか。こんなの、K大だけ？　よその病院もそうなのかしら。これも私大ならではの営業努力かしら。

予約したのに行かないのなら、社会人のマナーとして電話で病院に「休みます」とか知らせてほしい。それなら次の予約をどうするか、そのとき決められるしね。

予約係の私ひとりだけではかけきれないほどの名簿が渡されるので、外来のほかの研修医たちにも分担して電話をかけてもらった。

研修医になり医師としての一歩を踏み出したはずなのに、ヒマがあればリスト片手に電話している現実。これじゃあ、まるでテレフォンレディになったみたいだ。それにしても、ずいぶん時給の低いテレフォンレディだな。

ごくたまに、のんびりした方のお宅にかかって、

「あら、病院行く日ってもう過ぎたのでしたっけ？　行くの忘れていたわ〜。電話してくれてよかったぁ」

なんて感謝されてほのぼのすることもあったけれど、普通はやっぱり、病院から受診予約の催促があるなんて思わないらしい。たいていは電話をかけるたびに、

「え？　何？　あなた、本当にK大の人？　証拠は？」

なんて怪しまれてしまったものだ。

んもぉ〜、思いっきりK大の人です!!　私の声がアニメ声だったのも怪しさ倍増だったかもしれないが、あんまりである。

患者宅が留守電の時は、「K大眼科のJと申しますが（以下略）」と名乗って用件を録音しておく決まりになっていた。

そんな留守録も膨大な数にのぼるある日のこと。私が手術室から外来に戻ってくると、先輩研修医が、

「Jぴー、さっき患者さんから電話あったよー」

と言う。さっき電話して留守電に用件をふきこんでおいた患者から、おり返し電話がかかってきたのだった。

「『K大のJさんを』って言うから、『あ、J先生ですねー』って言ったんだけど、『いいえ、〝先生〟じゃなくてJ〝さん〟です!!』って主張するのよ。Jぴーのこと医者と思いたくないみたい」

思いたくない、ですか……ですよね……普通、研修医が外来予約の勧誘セールス電話なんかしてくるとは、思いませんよね！　病院の事務員が電話してると思いますよね！　患者の思い違いも無理ないのかな。

その後、この患者とは無事連絡がつき次の受診予約を取ることができたが、私の身分については「もういいや、どうだって……」という心境に陥ったため、あえて誤解は訂正しなかった。

キレた研修医～こんなの医者の仕事じゃない!!

他科外来や、眼科でも通常の外来では看護助手がカルテを運んできてくれるのだが、眼科教授外来の日は特別だった。ディズニーランドの人気アトラクションもかくやと思われるほどの患者の行列ができるのだ。

「どうせ大学病院に行くのなら、外来のトップである教授に診てもらいたい」

その気持ちはわかる。ただ、その混雑はデパートのバーゲン会場も真っ青なのだ。私だったら、あ、こんなに待つんだったら教授じゃなくってもいいです、と言ってやめると思う（教授を名ざしの紹介状ありだったらかかるしかないけれど）。

教授外来の日は（入り口付近の掲示板で診察日がわかる）初診も多いし、継続して診察を受ける患者も多い。それはもうケタはずれ、超ど級の人数であるから診察に要するカルテもすごい数になる。そのためか、眼科教授外来の日だけは研修医がカルテを運ぶ決まりになっていた。

教授外来の前日、カルテ室（外来からだとけっこう遠い）に行き、カートに数百冊にもなるカルテを乗せて、夜の病院の暗い廊下をコトコト押して歩いて、眼科外来まで運ぶ。カルテ係は、そういう係である。

カルテ係ひとりでは大変だし業務完了が不可能なため、外来担当研修医全員がカルテ運搬を手伝ってあげていた。しかし、仕事はカルテを運ぶだけでは終わらない。研修医たちには、さらに「外来のハンコ押し」という仕事も義務づけられていた。カルテの一番最近の書き込みページを開き、明日の教授外来の日付に設定したハンコを押す仕事である。ハンコを押すのは簡単だ。だがその数、数百冊。なまやさしくはない。

外来担当の研修医5人はそれぞれ、カルテラックからカルテをひき抜く係、カルテの一番最後のページを探す係、ハンコ押し係とハンコを押しやすいようカルテを開いて押さえる係、ハンコを押したカルテをしまう係に手分けして作業についた。最初は各自バラバラにハンコを押していたのだが、分業方式の方が効率がよいことに気づいたのだ。

超人気の教授外来前日、恒例のカルテにハンコを押す仕事が始まった。それぞれ手分けして作業につく。

カルテラックからカルテをひき抜く係、しゃっ。

カルテの一番最後のページ探し係、ぱらぱら。

ハンコを押しやすいようにカルテを開いておさえる係、ぐっ。

「○月○日　△外来」なるハンコを、紫のインクで、ハンコ押し係、ぱたん。

ハンコを押したカルテをしまう係、かたん。

この、しゃっ、ぱらぱら、ぐっ、ぱたん、かたん、がえんえんと数百回、研修医以外誰もいない夜の外来で繰り返された。

機械の一部分にでもなったかのように、迅速正確な作業をカルテのかぎり行う。早く終えて帰って飯を食ったり勉強をしたりしたいため、おしゃべりもなく無言の作業だ。単純作業の単調な繰り返しはベルトコンベア式カルテスタンプ工場のようでもあった。正確無比なスタンプマシーン。私がハンコ押し係をしたときは、疲労ゆえかもうろうとしてきてちょっと斜めに押しちゃったこともあったが。

まだまだつきせぬカルテの山を前にして、研修医のメガネくん（仮名）が、いきなりキレた。

「んもぉ！　こんなの、医者の仕事じゃないよっ！　なんで医者がハンコ押さなきゃなんないの？　ハンコ押すだけなんて誰でもできるじゃん！　補助婦【＊】にやってもらえばいいんだよ、こんなの眼科だけだよ！　他科は補助婦がカルテのハンコ押してるのにっ！」

メガネくんの言う通り、他科のカルテのハンコ押しは補助婦の仕事であった。なぜか伝統的に、眼科教授外来のカルテは研修医がハンコを押すことになっていたのである。ハンコ押しは教授外来での手間を省く大切な仕事なのだが、希望と熱意に燃えた研修医たちがするにはあまりにも雑用すぎる。でも、誰かがやらねばならない。ほかの誰もやってくれないことなのだ。外来での序列は研修医が身分ピラミッドの最下層だから、補助婦にやってくれないかと頼むこともできない。文句をタラタラこぼしながら、自分たちがやるほかはなかった。

怒りのあまり青筋立てて文句言いつつ、それでも作業の手は止まっていなかったメガネくんはすごい。手を止めたら、それだけ帰りが遅れるだけだものねえ。メガネくんに合理主義の鬼を見た思いであった。

【＊昔は、看護助手さんのことを補助婦さんと呼んでいた。看護師さんも看護婦さんだった。】

危機一髪！　コスプレ太陽待ち研修医

当直の日は病院に宿泊するので、よほど寝すぎなければ遅刻はしない。問題は家に帰れる普通の日。疲れは、一晩寝たくらいじゃ取れないのだ。

やや遅く起きてしまったある日のこと。家から通勤路（徒歩）を経てＢ１（地下一階）にある女子更衣室で白衣に着替え、それから階段を上って外来というプロセスを経ていたら遅刻は免れない状況になってしまった。うーん、ピンチ。行程のどこかを省かなくてはいかん！

そこで私が苦しまぎれにあみ出したのがコスプレ通勤。要するに、家から白衣着て行っちゃう【＊】という必殺技である。荷物は全部白衣のポケットにねじこむ。すると混み合うＢ１女子更衣室に寄らなくてよくて、直接外来や病棟に行けて便利なんだなぁ。これ、最強。

呆れた研修医もいたもんですね～（↑お前だ!!）。

借りたアパートが病院から徒歩5分の距離だったこともあり、調子に乗った私は味をしめて、数ヶ月間それで通っていた。よく警官に職務質問されなかったと思う。ど早朝だったからかな。

＊

研修医時代、鍵番というものがあった。

毎週月曜8時から眼科医全員が大会議室に集合し、新規入院患者の診断や治療方針の検討会を行う。その大会議室の鍵を取りに行き、朝イチに開けるのが鍵番の役目。順番で、研修医に鍵番がまわってくる。私にも鍵番が来た。しかし、その週に両親がアパートに来たりしていて「十畳ワンルームに親子3人ゴロ寝、父親のイビキがすさまじくて眠れな〜いナイト」で疲れていた私は、うっかり寝すごしてしまった。眠ったままオートマチックで目覚まし時計を止めてしまったらしい。人間は、このような無意識のパワーを発揮することがあるから怖い。

眼科には、怒ると大変に恐ろしい先生がいらっしゃる。あわわわ！　やばすぎる！

このままでは大目玉、必至。

私は家から白衣を着て更衣室に寄る手間を省き（いけません！）、ひたすら走る、走る、走る!!　病院裏口にある事務室に駆けこんで鍵を受け取り、混み合うエレベータも待たず、最上階十一階大会議室まで階段をひた走った。

髪の毛はふりみだし、目は血走り、口からは（本当に）泡を噴き、ぜえはあと息を荒げ肩を揺らしながら大会議室前にたどり着くと、そこには外来組・病棟組の全研修医、講師から助教授、教授までがこちらに顔を向け、鍵番の私を待って累々《るいるい》と立っておられた。

静寂の中、全医師の注目を浴びながら私は、試合直後のボクサーのようによろける足取りで、汗だくの手でドアに鍵をさしこみ、ついに大会議室への扉を開いた。それはそれは、厳しいミッションだった（違う！）。

鍵を開けた時点で、開始時間8時の5分前だったせいか、みなさまご多忙でアホな研修医ひとりを怒る時間も惜しかったのか、私は怒られずに済んだ。5分前で遅刻というのは一般の感覚からすると変かもしれないが、外科系では正規時刻の10分前に行動するのが原則なのである。

眼科所属全医師が見つめる中、鍵を開けた私。人生であれほど多くの人から一度に注目されたことはない。

ドラマの撮影では、大女優が到着するまでその他のキャストやスタッフはじっとひたすら待つという。それを「太陽待ち」と呼んだりする。衆人環視の中、なんだか「太陽待ち」みたいだな～と不遜な思いが頭をよぎったのも、事実。

しかし、あんなヒヤヒヤ体験は二度としたくありません。教授をお待たせしてしまったなんて。忙しい病棟組の先生方も、会議室に入れず立ちんぼうにさせてしまうなんて、はなはだしい迷惑をかけてしまった。

会議が終わっても、その日はいつ叱られるのかと生きた心地がしなかった。

【＊感染症が怖かったので、家に持ち帰るのは新品や院内クリーニング済みの白衣にしておりました。】

病院外来スリル物語

大学病院初診の患者は、玄関の総合受付から、各診療科の前で待つよう指示される。病院は混み合っているため、朝イチで来ても、診療が終わるのに午前中いっぱいはかかる。長い時間待つと名前が呼ばれ、カウンターにて研修医にアナムネ（問診）を担当され、その後適宜検査を受け、外来担当医による診察後、必要があれば投薬されて帰るのが一般的な外来初診患者診療の流れだ。

初診の人が何科へ行くのかは、受付の人が本人の希望と自覚症状により簡単に振り分けるだけなので、後から医学生やフレマン（研修医1年目、学生以下の身分）がアナムネを行って最適な診療科を判断するのだ。アナムネでは主訴（気になる症状）、その経過と何か治療を受けたか否か、既往歴（かつてかかったことのある疾患）、家族歴（血縁の人の病気）などを聞く。

ここでよく出会うのが「電波の人」だ。なぜか電波について話す人が多いのである。「電磁波」でも「宇宙線」でもなく「電波」。先輩医の体験談だが、当直していたら夜になって、「電波が私めがけて飛んでくるんですよ!!　見えませんか、ほら、ほらっ」と巧みに身をくねらせて電波（?）をよける中年女性が来たという。仮に、もし本当に電波が飛んで来ていたとしても人類の目では見えるわけないし、身体に当たったからどうだと言うのか。見えないだけで空から絶え間なく宇宙線が降り注いでいるのだし、よけきれないと思うのだが。

私もアナムネで奇妙な体験をした。皮膚科のポリクリ中、初診で中年女性が来院した。身なりのきちんとしたごく普通の女性だ。

来院理由を私が尋ねると、その女性はどこも悪くないと答える。調子が悪くないのになぜ来院したのか訊いたところ、彼女は、

「10年くらい前にこの病院でもらった薬がすごく効いたから、それがほしい」

と言う。外来カルテの保存期間は5年なので、10年前の患者はカルテがなければ再診でも初診扱いとなる。それはいいのだが、どんな薬か名前は覚えていないと言う。

うーん、今はどこも悪くないけど、予備として薬がほしいということ？　でも薬の名前は覚えていない、と？　カルテも残ってないし、無理なのではないかしら……首をかしげつつ、私はカルテにその旨を書き込み外来へまわした。その日はそのまま外来終了。

雑用に追われていた私は、その女性患者が外来担当医からどのような対応を受けたのか知らぬまま、次の日の朝を迎えた。

翌朝、私はまた昨日と同様に皮膚科のアナムネカウンターに座っていた。診察開始時刻と同時にものすごい数の患者が押し寄せた。混雑の中、次々にアナムネをこなし、ふと次のカルテを手に取ったら既視感を覚えた。そこには、昨日のあの中年女性、「10年前の薬がほしい」と言ったあの人の名が記されていたのだ。

もし昨日の人と同一人物だとしたら、「初診」ではなく、「再診」扱いになるはずである。きっと、同姓同名の方なのだろうと思いつつ、私はその人の名を呼んだ。

アナムネカウンターに現れたのは、まさしく昨日の中年女性だった。そして彼女は昨日と同じ文言を、「10年前の薬が効いたからほしい」と繰り返すのだった。

大勢の患者に会う私ですら、さすがに昨日のことは覚えているのに、その女性患者は「あら、あなた昨日もお会いしたわね」の一言もなく、初対面かのように同じ話をするのだった。

なぜか私は、背筋がひやりとした。おそらく昨日の外来で、希望した「10年前の薬」がもらえなかったから再チャレンジしたのだろう。気にはなったのだが、またもや雑用に忙殺されてしまった私、彼女のその後は分からない。

有名人、来院す

私が外来診療を見学していたときに、K大OBの某ドクターが患者として来院した。するとき診察室の医師が「J先生、採血して」と、私に採血のオーダーを出した。

はい！　と即答し、私は駆血帯、アルコール綿、カット綿と注射器一式が入ったトレイを準備した。駆血帯で患者さんの腕をくっていたところ、医師がぽつりと一言。

「君は知らないだろうけど、某ドクターはすごくえらい先生なんだよ。君に某ドクターの採血ができるかな？」

そこで、ぐっ、と一時停止する私。新米にプレッシャーをかけるなんて、意地悪っ!!

幸い私は採血が得意だったので、一回で成功した。某ドクターが太くすこやかな血管の持ち主であらせられたのも運が味方したと思う。

そのように、K大OBの元教授などが、患者として母校を訪れることもたびたびあった。

K大学病院は新宿にあり、駅から至近とアクセスがよいせいか、歌手などの芸能人、作家、漫画家、政治家、大学教授など著名な患者も多かった。

あとから知ったことだが、評判のよい整形外科・スポーツ医学外来に受診するため、K大病院の廊下をしばしば名だたるスポーツ選手が歩いていた。もったいないことに私は当時スポーツに全然興味がなく、やたら背の高い筋骨隆々な人が歩いてるなあ~としか思っていなかった。それが実はすごく有名なスポーツ選手だったりしたらしい。今となっては、昔の自分がうらやましい。

またある日のこと、問診係の私は、待合室の患者呼び出しをしていた。いつものようにカルテの名前を呼ぼうとしたら、そこに付せんが貼りつけてあった。読んでみると、

「この方は有名人なので、問診呼び出しには保険証の本名は使わず、偽名で呼ぶこと。偽名は××で呼んでください」

と書いてあったので、驚きつつも指定された偽名で呼んだ。

本名で活動している有名人は、病院に通うのも大変だ。本名で呼ばれたら、みな振り返ってしまうものなぁ。

偽名にとっさに反応するなんて、けっこう難しいのじゃないかな。私だったら、呼ばれても呼ばれても気づかず待合室でぼんやりしていそうだ。

人の痛みを知る、哀しみの外来

午前中ひきもきらずに来院する患者に、ひたすら「今日はどうしましたか？」と症状・経過・既往歴などを訊き、カルテに書きとめ先輩医に渡すお仕事がアナムネである。アナムネは基本的に訊くだけなので医学生にやらせることもあるが、その後の診断がスムーズに進むような過不足ない問診ができるようになるまでには、ちょっとした経験とかなりの勉強が必要だ。勉強の成果が出て、検査オーダーが適切だと上の先生に誉められるのも、研修医にとってうれしいことである。

ある日、「目が痛む」という女性が来院した。私はその女性の視力検査をオーダーして（視力検査も研修医が行う）他の患者の問診を続けた。

そして、すべての外来診察が終了する夕方5時ごろ、研修医は本日の初診患者の膨大なカルテの中から興味深いものや勉強になりそうなものを抜き出し、上の先生を交えて勉強会を始めるのであった。

くだんの「目が痛む」女性のカルテを見た研修医のひとりが、

「わはは。これ、面白いぜ！」

と言った。

カルテによれば彼女は視力両眼とも問題なし、そして診断のページには、

「結膜に化粧の粉を発見。化粧をひかえるようMT」

(結膜とは、いわゆる白目やまぶたの裏側の粘膜のこと。MTはドイツ語「ムント・テラピー(Mund Therapie)」の略で、「口頭で説明した」ということ)と書かれていたのである。化粧の粉って、ファンデーション？　マスカラ？　アイシャドー？　投薬なし。次回来院の必要なし。

カルテを読み、

「原因は、化粧のしすぎだって！　あはは〜」

「化粧をひかえる、って治療じゃあないよな〜」

などと大笑いしてしまった研修医どもであった。

後年、この行為を後悔することを当時の私は知るよしもなかった。

＊

寿退職して地元に戻った私は、不注意から家の中で転んでしまった。勢いよくつっこ

むように肩を窓のふちに打ちつけてしまい、激痛に襲われた。受傷《じゅしょう》からしばらくして、首から頭にかけて異様に痛み出した。

「この痛みは尋常ではない！」と感じて近所の整形外科医院に行ったが、レントゲン写真を1枚撮って、

「別に、どこも折れてないけどね。そんなに痛いの？　あなたが大げさなんじゃない？」

と医師から言われ、湿布だけ出されて帰された。

その後も、私の首・肩・頭の重苦しい痛みはしばらく続いた。自分で想像するに、それは軽いむちうち状態ではなかったかと思う。それならばレントゲン写真に所見が出なくても不思議はない。

自分は本当に痛かったのに、苦痛は所見には現れない。だから医者にも大げさだと言われて退けられた。でも、そこにある苦痛は本物だったのだ。

あの、目が痛いと言っていた患者。たとえ化粧の粉というマヌケなしろものが原因で痛かったのだとしても、痛みは彼女の悩みであったに違いない。それは病院に来るほどの悩みだったのだ。だったら彼女の面前ではないとはいえ、あんなふうに研修医どもで彼女のことを、人の苦しみを笑ったりなんてしてはいけなかったのだ。

我が身に降りかからねば想像できなかった、人の痛みに関する苦い思い出である。

絶句！　補助婦とのトラブル

大学病院では、補助婦（のちに看護助手と呼び名が改まった）が診療の補助を行っていた。カルテ室から本日診療のカルテをカートに乗せて外来へ運んだり、診療済みのカルテを再びカルテ室に返すなど診療における雑務を担当する仕事である。まじめできちんとした補助婦もいたのだが、中には軽いアルバイト感覚なのか、病院のルールを守らない人もあってトラブルの種となった。

眼科外来視力検査室でのこと。

新人の補助婦が、外来担当になって配属されてきた。カルテを抱えてとまどっているその女性に、私はカルテの置き方を伝えた。

1・新患者さんのカルテはラックの上の段に縦置きにして置いてください。

2・検査の終わった患者さんのカルテはラックの下の段に横置きにしてありますので、回収して診察室へお願いします。

これだけである。しかし、仮にも病院を職場として選んでおきながら、これだけのことができない人もいるのである。

その補助婦が来た初日。待合室の患者がいつになく、いらいらしているようだった。調子が悪くて来ているのに、大学病院ときたらいつも3時間は待たされる。それゆえに、待合室が時間経過につれて殺気だっていくのが普通といえば普通だったが、それがいつもよりひどい。いつまでも呼ばれない、と怒りだす患者も多い。

おかしいと思って調べたら、うわあああ新患者のカルテが横置きにされて、もう検査の済んだカルテに混ざってる！ そりゃいつまでたっても呼ばれないわけだわ!!

私はカルテを混ぜているその補助婦を現場でつかまえて、もう一度カルテ置きのシステムを説明した。彼女は返事をしなかった。

そして次の日。またもやカルテが混ざってる!! なんで!? 昨日、2回も説明したじゃん！ もう、忍耐の限界!!

私は、その補助婦に3回目になる説明をしたが、彼女はくちびるをとがらせてこう言った。

「私、間違っちゃうんですぅ」

彼女はプイと顔をそむけ、外来を出て行った。

なんでそんなに間違うかなぁー!! っていうか、「間違っちゃうんです」、って何だ?

何度説明したらわかるの!?「仏の顔も三度まで」って知ってる?

ミスで迷惑かけるのは、患者さんなんだ!!

仕事で金をもらってんだったら、そんな甘えた口きくな!!

と言いたかったのだが、あまりの驚愕に、口がきけなくなった私であった。絶句とは、
まさにこのことか。注意されてすねるなんていうのは、プロの態度ではない!

間違ってしまうことを改める気は彼女にはないのであろうか。

その後彼女が他科へ配置換えになったとき、私は安堵のため息をついたのだった。

こういうタイプの人は、医療現場を職場にしない方がよいと思う。

研修医VS困った患者

処方箋発行所で、ある老婦人にあたらないよう研修医たちは祈っていた。その老婦人は対応した研修医をつかまえると、「亡くなった身内がどんなにえらい人だったか」を数十分かけてひとくさり話し終わらないと放してくれないのだ。

もっとヒマであれば彼女の長い話を聞く余裕もあったのだが、研修医1年目といえば無限にも思える雑用と覚えねばならぬ学問知識、身につけるべき手技が山積みで大忙しなのだ。その老婦人につかまってしまうと、その話は何度も聞いてますよ～早く解放してください……といつも思ってしまうのだった。研修医たちは、老婦人の亡くなった身内が元K大のえらい人だったこともあって、彼女のご機嫌をそこねてはならじと従順にお話に付き合っていた。

そんなことが何度か続いたあるとき、私はついに老婦人に言ってしまった。

「その話は、以前うかがいましたので。では、こちら処方箋です。お大事にどうぞ」

それはやんわりとではあったが、彼女の話を聞くことを拒否する事務的な言葉だった。彼女は今まで研修医から拒絶されたことなどなかったのだろう、めんくらったような表情を一瞬浮かべると、無言で処方箋を受け取り話はせずに帰られた。

そのしばらくのちのこと。あの老婦人を最近見ないと思っていたら、噂が流れてきた。もうすでにかなり高齢だった彼女は、自宅で転倒して負傷してしまい、もう通院することができないのだと。彼女の薬は代理人が病院に取りに来たらしい。ちょうど私が「その話は以前うかがいましたので」と言ってしまったあのときが、彼女が元気で来院できた最後になってしまった。

彼女は若い研修医たちに身内の功績を語りたかったに違いない。だが研修医には時間的余裕がなく、しかも同じ内容の長い話が会うたびに繰り返されるので、彼女に対していらいらしてしまっていた。私は若くて青くて、正しいことを強行しようとしすぎていて、彼女の気持ちを思いやっていなかった。

実際問題として二言三言の世間話ならばともかく、順番待ちの人々が長蛇の列をなす処方箋発行所では、30分以上もひとりの人の話、それも治療とは関連のない話をじっくり聞くわけにはいかない。

厳しさと優しさの線引きをどこでするべきだったろうか、苦い思い出である。

メガネ医者とコンタクトの話

眼鏡。めがね。メガネ、好きですか？

私はメガネをかけると意地悪事務員っぽい顔になってしまうので好きではないが、かなり度のきつい近眼のためにメガネかコンタクトが手放せない。

メガネ医者は、メガネならではの困ったことがあった。

手術を執刀しているドクターが「汗」と言うとナースがさっと汗をふき、「メガネ」と言うとメガネのずれを直してくれる。ドラマでそんなシーンが出てくるが、執刀医ならいざ知らず、見学に入る医学生や研修医のメガネまでナースに面倒を見てもらうわけにはいかない。

手術の術野《じゅつや》（傷口）にかかわらないならば、ゴム手袋をした手でくいっとメガネを直すことも不可能ではないけれど、ホコリが舞ってもよくないし、ムダな動きは避けたいもの。

そこで私は、手術に入るとき、メガネを手術室用帽子（使い捨てキャップ）にガムテープで貼りつけた。メガネのツルとフレームを、帽子にガムテープで固定するとずれなくてよいのだ。これならナースに手間もかけない。同僚もそうしていた。これ、私の発案ではなくて、執刀するメガネのドクターがやっていたのを真似たのである。

ガムテープの代わりにセロテープで止めることもあったけれど、やはり粘着力と固定力ではガムテープに軍配があがった。ただでさえメガネ率の高い職場だから、オペ室にメガネ&ガムテープの集団ができたこともあった。

でも不思議と、ガムテープメガネの医者ドラマって見かけない。ビジュアルがカッコ悪いからか、それともガムテープはK大だけの風習なのかしらん。

＊

眼科は女性研修医の数が多かった。10人ほどはいただろうか。その中でメガネの女医は私を入れてもたった2人。逆に、男性研修医のほとんどはメガネをかけていて、コンタクト派の方が少数であった。

裸眼で1・5くらい視力のよい人もいたので一概には言えないけれど、女医のコンタクト使用率は高い。

当直でのこと、コンタクトレンズを使っている先輩女性研修医が、ど胆をぬく発言をしたことがあった。

「これ、1Dayアキュビューだけど、実はもう5Daysアキュビューになっちゃってるの」

ワンデーは1日使い捨てゆえに素材がとても汚れやすいので、連日使用には耐えられません！ そんなのやめてくださいっ!!

多忙な研修医たちは、替えのコンタクトを購入したり検診を受けるヒマもなかなかなく、取扱説明書で禁じられていることをやってしまうのだった。

目の健康を説く立場の眼科研修医がそんなことをしているなんて、まさに紺屋の白袴、医者の不養生だ。

間違った使い方は危険なのがコンタクト。コンタクトは気軽に使えるけれど、眼球というデリケートな部分に直接乗せるので、トラブルが発生した場合、最悪失明もありうる。レンズの寿命も、体質や使用状況によって短くなるのでご注意を。

他人のレンズを使っちゃう人、高校生がお友だち同士でカラーコンタクトレンズを替えっこしてみたり、彼氏が彼女に借りたり、またはその逆というのが多いが、他人に処方されたレンズを使い回すと、眼病がある場合には感染も考えられるので危険です。やめましょう。

私の友達に眼病なんてないもん、という人もちょっと待った！　目のカーブ（ＢＣ：ベースカーブ）は人それぞれ違うので、自分のサイズに合わないレンズを装用した場合、目に傷がついたり酸素不足などのトラブルが起きる怖れがある。コンタクトレンズの貸し借りはやめた方が無難。

私はたとえ彼氏のであっても、レンズを共有する気は起こらない。それって、歯ブラシを共有するようなものではないかな。

また、ハードレンズをつばで入れちゃうのもダメ。

え？　ハードって固い素材だから、だ液くらいで汚れないでしょ？　って言う人へ。食後念入りに歯みがきしても、だ液にはタンパク成分が入っているから、レンズがめちゃめちゃ汚れます。口なんかに入れて、タンパク除去剤で落とさなければならないしつこいタンパク汚れをわざわざ増やすことはない。

でも、だ液って殺菌効果があるからいいんじゃない？　という人へ。

確かにだ液にはリゾチームなど殺菌作用のある物質が含まれているが、完全に滅菌できるわけではない。つばでレンズを湿らすのは、不潔になるのでやめた方がいい。

以前、同じハードレンズを10年以上使い続けた人が、くもりと異物感を主訴《しゆそ》に来院したことがあった。見るとレンズは傷と汚れでまっ白であった。

とくに異常なし！　と思っても、人体には「慣れ」があるので、耐え難い痛みになったら相当事態が悪化していることもありうる。定期的に検診を受け、異常を感じたらすぐに眼科へ！　がコンタクトの鉄則だ。

片目ずつ近視や遠視の度に差がある場合や、近視の度が強くメガネが分厚くなってしまう場合、職業上や美容上の理由で素顔を大切にしたいときなど、コンタクトにはメガネにない利点もある。メガネとコンタクトをＴＰＯで使い分け、安全に利用したいものだ。

髪ふりみだすノーメイクの女医

1年目眼科研修医の外来業務には、「診療の補佐」「問診係」「各種検査係」「視力検査係」があった。この順に勉強になる度は減少し、かつ肉体疲労度は上がっていくので、最も大変な視力検査係は敬遠されていた。

そのきつい視力検査係が、上の人に割りあてられて週に2日ほど私にまわってくる。人によっては週に1日で済むので、その辺は運である。とくに教授外来がある日などは、ふだんの倍以上の患者が来院するから、てんてこまいである。

運悪く教授外来日の視力検査係になってしまった私は昼飯を食うヒマもなく、ぶっ倒れそうになりながら毎週視力を測定しまくっていた。

視力検査ではランドルト環(〝C〟みたいなものね)を「これは見えますか」と患者に訊き、視力表では間に合わない視力の患者には、ランドルト環をプリントした板を回転させながら読んでもらったりする。ちなみに表やランドルト環では測れない視力の場合、こちらが出した指の数を数えてもらったり、明暗がわかるか尋ねたりする。外来ではそんなケースはほとんどなかったけれど。

検査は午前中いっぱい、ヘタすると昼すぎまで立ちっぱなしなので足がむくんでしまう。視力検査係を終えた日、院内用の黒いナースサンダルをパンプスに履きかえようとしたら、足が入らない。思わずロッカー室で「これ、本当に私のパンプス？ 別の人のじゃないよね？」と、しげしげと急に縮んだ靴を見つめるのであった。

真相は靴が縮んだのではなくて、私の足が膨張していたのだ。結局、ワンサイズ以上にむくんだ足がどうしても入らないので、パンプスのカカトを踏んで家に帰ったものよ。

またある日のこと。視力検査係の私は、サラリーマン風の若い男性の裸眼視力（メガネ等で矯正しない状態での視力）を測定した。結果は両眼とも視力0・06。

「裸眼で視力いくつでした？」

問われたので値を告げると、

「なんてこった！」

うなだれる男性。

「（レンズ入れて）矯正すれば1・0出ていますから、問題ありませんよ」

と答えたのだが、

「そんなに悪いなんてもうだめだ……」

さらにうなだれる男性。いかん！ 力づけてあげなければ!!

「私だって裸眼視力0・04ですけど、メガネをかけて普通に生活していますよ」

と気の毒に思って声をかけた。すると男性はにこやかになって、

「そうですかー！ すごく目が悪いんですね。それじゃあ、お化粧もできないわけですよねー」

と言い放ち、視力検査部屋をすたすたと出ていかれた。「泣いたカラスがもう笑った」男である。

だからぁ、普通に生活してるって言ってるじゃん！ 化粧は目が悪いからできないんじゃなくて、今朝遅刻寸前だったからできなかったんじゃー！ ヒマがあってやろうと思えば私にだって化粧くらいできるわい！ 検査室で叫びたいほど腹が立ったが、次の患者さんを測定しなければならないので怒りを無理やり飲み込んだ。

よく考えるとこれって私がからかわれたのか？ いくら白衣を着ているとはいえ、立ちっぱなしで次々と患者さんの視力検査をしている、メガネにノーメイクでひっつめ髪の若い女性研修医ってからかいたくなる存在かもしれない……。

医者VSお子さま事件簿

私、小児科じゃないから子どもを診ることなんてないんだわ、そんなことを思った研修医時代。

それは間違いだった。内科・外科的疾患は小児科や小児外科で診てもらえるけれど、眼科、耳鼻科、皮膚科分野の子どもの受診は多い。

では、研修医時代の私とお子さまの事件(?)をご紹介しよう。

大学病院外来は、ちょっと異様な雰囲気である。2、3時間待ちでかもし出される独特のいらだった雰囲気は、街の診療所にはないものだろう。人の多さと長い待ち時間、ピリピリしたムードから、泣いてしまう子どもも少なくない。外来のソファーで子どもをあやす母親の姿がよく見られたものだ。

研修医は、検査のため患者に目薬をささなければならない。子どもは、いざ検査!と研修医にご対面するやいなや「ふえ~ん!!」と涙がたまり、顔をゆがめるもの。そん

なとき、研修医たちは胸ポケットからサッと伝家の宝刀、Pカチュウボールペンを取り出し、

「Pっカチュー♪(可愛い声で!)こっち見てみて~」

と猫なで声を出しながら、泣きそうな子どもの気をそらす。

泣くと、せっかく目薬をさしても涙で薬液が流れてしまったり、ぎゅっと目を閉じていると目薬をさせないこともある(まぶたを閉じる力って、意外と強いのだ!! 身近な人でおためしあれ)。泣かれたら、おしまいである。

研修医もそれがわかっているので、泣かれる前に子どもの気をそらそうとするのだ。子どもがPカチュウに気をとられ、見つめたそのすきにポトっと目薬の早業!

Pカチュウの魅力にあらがえる子どもは、まずいなかった。いまだ人気が衰えないことに驚くが、私の研修医時代もPカチュウは大人気だった。Pカチュウ効果はすさまじく、キャラクターつきボールペンを一振りで、病院にいることを一瞬忘れ、泣き止む子どもも多かった。

だから「ポケモン」のアニメを一度も見たことがない研修医(私もそうだ)でも、ほぼ全員が子ども対策でPカチュウボールペンを胸にさしていた。

子どもは見てほしい方を見てくれないなど、医師の指示通りにならないこともあるか

ら、Pカチュウボールペンに視線を集めることにより、眼球運動や斜視の有無を見たりと眼科診察・診断の補助にもなった。まったくPカチュウには、助けられっぱなしである。

そんなPカチュウを、うっかり忘れた日があった。よりによって子どもと対峙する日薬当番の日。Pカチュウなき研修医は、子どもの前で印籠を忘れた水戸黄門のように無力だった。私が変顔してあやしても効果がなく、子どもは泣き止まなかった。あまりにも激しく泣くものだから、ついにはゲロっと嘔吐してしまった。

ああ、Pカチュウさま！ Pカチュウさまさえいたらこんなことには……。

私は満員の待合室で患者に注視されながら、雑巾をかき集めて吐しゃ物まみれになった床をふき、ふきながらその子のお母さんに謝り、お母さんも私に謝り、さらにキッチンペーパーでゲロの飛んだ服をふき、ゲロ染みのできた白衣もそのままに、着替えを売っている院内の売店へ親子をいざなってタオルと着替えを買ったのであった。

その子どもは吐いたあと、すっきり泣き止み、別の研修医がすんなり目薬をさした。

外来の喧騒が去ってのち、私は、

「たかが目薬ごときで吐くまで泣かせるなんて、信じられない！」

と子どもを吐くまで泣かせた能なし極悪研修医として、先輩医たちの非難の俎上に乗ったのであった。

女医はブランドがお好き？

同僚のその研修医は女子ばかりで知られる某医大出身で、仮にYと呼ぶ。Yはブランド物が好きで、全身ブランドものの隙のない見事なファッションゆえ「コマダム」のあだ名をちょうだいするほどであった。

一方庶民代表、自分名義の借金（K大の学費ローン）がウン百万もある私は、いつも垢抜けないノーブランド庶民服オンリーな女であった。

あるとき、Yが微笑みながら私の前でナイロン製の筆箱を取り出し、

「プラダのペンケース買っちゃった、いいでしょー、8千円したのよ！」

と言った。私はブランドに興味がなくてプラダも知らず、すごさがよくわからなかったので、

「ふうん、〝プラダ〟ってロゴがなきゃ、ただのナイロンケースなのに高いねぇ」

と、つい見て思ったことをそのまま言ってしまった。この一言が、Yのコマダム心に火

をつけた。Yは顔色を変えて言い放った。

「プラダのナイロンはねえ、ただのナイロンじゃないのよ！　パラシュートの素材と同じナイロンなんだからっ!!」

怒るYの横で私は、ルイ・ヴィトンのスーツケースが海難事故のときに水に浮くよう設計された（ソースはさとうふみや氏の漫画『金田一少年の事件簿』）ように、パラシュート素材のプラダのバッグをひっくり返せば飛行機事故のときも助かるのであろうか、とあさってなことを想像していた。

今思えば、「わあ、素敵、いいなープラダ、私もほしーい」みたいな反応を期待してたんだよね？　ニブくてごめんね、Y。

＊

リッチなことに、病院へタクシー通勤している先輩女医がいた。

電車だと乗り継ぎが面倒で遠回りになるからと、彼女はしばしば片道5、6千円かかるタクシー通勤をしていたのだ。往復共にタクシーなら、1万円越えである。さすがに毎日タクシーではなかったそうだが。

お金はかかるけれど、勤務を終え極度に疲労しているのに満員電車に揺られて帰ることを考えれば、そのくらい払っても惜しくないのだとか。ビンボーな私には、金銭的にとてもできない通勤方法だ。

＊

このタクシー通勤の話を先輩女医から聞いたときのこと。にこっと微笑んで、

「私もタクシー使ってる！　いいよぉ、タクシーは♪」

と言いだしたのは、コマダムことＹである。

寝坊したとき自宅にタクシーを呼んで、

「Ｋ大病院まで、大急ぎで！」

と運転手にお願いすると、

「親の危篤かと勘違いしてくれて」

タクシー、Ｋ大病院までぎゅんぎゅん飛ばしてくれたんだそうだ。

タクシー運転手さぁ〜ん！　コマダムちゃんは、親が危篤なのではありません！　ただ遅刻したくないだけなのですよ……と、お人よしな運転手さんに教えたくなってしまった。確かに、いきなりうら若き乙女が悲壮な顔して「病院まで急いで!!」と言ったら何か緊急事態かと思って、急いであげたくなるよね、普通。

タクシー運転手の人情を利用（?）しまくり、一切遅刻したことのないコマダムＹなのであった。

研修医VS研修医

ある女性研修医とふたり組での勤務中、急に彼女がうめき声をあげて倒れた。うわああ大丈夫か!! あわてる私。彼女は苦悶の表情を浮かべている。

いったい何が起きたのか、かがみこんで問いかけると

「こ、腰が……痛……動けない……」

どうやら彼女はぎっくり腰（突発性腰痛）に襲われたらしかった。

これは大変だと同僚研修医の助けを呼び、ストレッチャーに彼女を乗せ、二階から救急外来のある一階まで搬送した。

救急外来で鎮痛剤投与を受けたのち、彼女は職場である眼科外来に復帰した。

彼女「Jぴー、ありがとう。Jぴーのおかげだよ……」

私「えー、別にいいよ。困ったときはおたがいさまじゃん」

本当にそう思っていたのだが、彼女は、びっくりすることを言った。

彼女「Jぴーには本当に感謝してるから、お礼にお金をあげるわ」

お金！　お礼にお金？　確かに、医者の二代目が多いK大研修医の中では、サラリーマン家庭出身の私はお金がない存在で、ブランドものもほとんど所有していなかった。だから、金に困っていると思われたのか？　同僚に借金の申し入れをしたことなんかないぞ？

純粋に好意からだったかもしれないが、それにしてもお礼がお金っていかがなものか。ありがとうね、って気持ちだけでよかったのに。

労働の対価としてではなく、人から「お金をあげる」なんて言われたのはこれが初めてで、なんだか落ち着かない気持ちになってしまった。

彼女はヴィトンの財布から万札をのぞかせていたが、私はその申し出がショックだったので、

「お金がほしくてやったわけじゃないから、いらない」

と、少し冷たい態度でお断りした。それから彼女とはちょっと距離をおいた関係になってしまった。

彼女を責めるつもりはないが、好意を受けたらお金で返すって、なんだかさびしくないか。

正直、心の中で一瞬「腰痛の同僚を救急外来まで搬送するというのはいくらくらいに換算される行為なのか」なんて想像したけれども、彼女のお金を受け取っていたら、どうなったのだろう。淡々と同僚同士でいることができただろうか。あのときお金を受け取らなくてよかったと思っている。受け取っていたら、何かが失われるような気がしたから。

女医の反アンチエイジング

女性なら誰でも興味津々な「アンチエイジング」。コラーゲンは塗るよりも飲むとか、コエンザイムQ10がいいとか、いやいやプラチナナノコロイドが効くだとかかまびすしい最新美容情報に飛びつき、1歳でも若く美しく見せようとするのが女性のサガというものだ。

だが女医は、なりたての女医だけは、老けよう老けようとする生き物なのだ。

現役で医学部に入学し、留年せずに無事卒業すると24歳で研修医となる。24歳といえばピチピチ、女性として最高に充実した年齢である。

第一印象は外見がほとんどだから、患者がピチピチ女医を見たときに、

「主治医がこんな若造で、経験あるのかなぁ。オレの身をまかせても大丈夫かなぁ」

と思われるのも無理はない。

優秀な研修医は卒後2年目で外来担当医に任命され、外来の診療室を一室まかされる

のだった（当時）。教授や助教授などの名だたる医師と並んで、大学病院におのれの城を持てるのだからすごい。

外来を持つことになったある優秀な男性研修医がいた。研修医2年目ではまだ25歳くらいなので初々しく若々しい。

診療現場では知識も経験も要求される。外見の若さゆえに信頼してもらえないことがあったら困る。自分の若い外見に悩んだその研修医は、わざとはえぎわをブリーチして、ニセ白髪にした。黒髪を脱色して、年配に見せようという涙ぐましい努力だった。

研修医たちは落ち着きのある外見をプラスするために、髪をオールバックにしてみたり、コンタクトレンズをやめてメガネにしてみたり、服装を地味に年配っぽくしてみたり、男性なら不潔に見えぬ程度にヒゲを作ってみたりなど、様々な工夫を繰り広げるのだった。

私も研修医1年目、ひっつめ髪＋銀ぶちメガネ＋地味色地味デザインのブラウス、マキシ丈のロングスカートかスラックスに、男物かとみまごうばかりのごつい革靴でアクセサリー皆無、もちろん化粧はごくごく薄目かノーメイク、というスタイルを貫いていたら、医局で先輩医に、

「Jってさ、オ△ム真理教の女性信者みたいな、飾り気のない外見だね～」

と言われ、コンタクト検診バイトに行ったメガネ店からは、

「J先生は、落ち着いていらっしゃるけれど、研修何年目なんですか?」

と聞かれるほどに、見事老けまくりました。おほほほほ!!

……これはちょっとやりすぎだ。

主婦となった今では、日々いかにして老化を遅らせようかとキュウキュウの日々である。

アホ研修医でございます

私は気弱そうな外見でものを言いやすいのか、いつもナースの苦情窓口にされていた。よく言われたのは、こんな苦情である。

「ナニナニ先生がオーダー書類を出すのが遅いから、J先生から言っておいて！」

ナニナニ先生に困った点があるなら、本人に直接言っていただきたいと思うのだが、なぜか私がいつも代理でお叱りを受けるのであった。

これも、そんな代理で叱られた思い出である。

先輩に、ミニスカート好きの女医がいた。それはそれは、ひざ上数十センチのミニなはきものであらせられた。

私は能率重視、大またで闊歩しても安心なスラックスかロングスカート派だったので、その先輩に「ミニスカで勤務やりにくくないですか」、と尋ねてみた。すると先輩、

「ミニスカの方が、足さばきがいいのよ」

と答えた。そんなものかなぁと思いつつ、白衣って丈が長いからミニスカも隠れるし、大丈夫なのかもね、と納得していた。

しかし、駅や電車などでご存じだと思うが、ミニスカは座っているとき、そして階段の上では大変デンジャラスなのである。

眼科回診で、ミニスカ先輩女医は椅子に座っていた。頼みの綱の白衣は前閉じなので、座るとスソがはらりとめくれてしまう。するとスカートの奥の何かがチラ見えしてしまい、大変ヤバいグラビア的アングルになる。

気づくと、数人の男性患者が先輩を見てる！

いきなり屈伸を始め、かがんで首を巡らす男の人たち。もちろん、そんな人ばかりではなかったが、その患者たちは、なんとかミニスカートの奥を見ようとしていたのだった。

先輩に（それとも見てる人に？）注意しようにも、回診は教授や上のドクターたちが一堂に会している場所。とても「スカートの中が見えそうでヤバいです！」とか「スカートの中はのぞかないでください！」とは言い出せない雰囲気だった。

その後、回診の様子を見ていた研修医の間で「ミニスカ、ヤバいんじゃないの？」という話になったのだが、

「眼科なんだから（視力がよくない患者が多いのだから）、平気よ」

とミニスカをはいた本人が言うので、その話は立ち消えになった。

案の定、その件でナースから私に苦情が来た。

「ちょっとJ先生、××先生がミニスカートはいているけれど、あれ困るのよね。眼科だから患者さんに見えてないって思っているかもしれないけれど、けっこう患者さんはちゃんと見ているものなんだから!」

うーん、お叱り、ごもっともです。でも、そのクレームぜひ本人に言ってあげてください!

私は極力見ないように避けていたので、先輩女医のミニスカの中身は知らない。願わくば、スパッツ等であってほしい。

タイムトラベル病棟研修医

眼科病棟で研修医をしていたうら若き乙女の、本当にあった奇妙な体験。病棟での1日を終えて、彼女がマンションの自室に戻ったのは深夜0時をすぎたころであった。

彼女は玄関で、

「ああ疲れた……まだ夕飯も食べてないのにな、どうしようかなぁ。明日も早いし、まずお風呂入ってそれから……」

と考え事をしながら靴を脱いだ。

耳をくすぐるのは、爽やかな小鳥のさえずり。

目を開くと、窓からさしこむすがすがしい光。

え!? 光……??

そう、彼女は昨日着ていた服を脱ぎかけのまま、そこで意識がブラックアウト。極度の疲労から玄関口で倒れ眠りこけていたのである。ひとり暮らしの陥穽《かんせい》であった。しかも気づくと朝になっているではないか！　夜は果たしてどこに行ったのか！　気分はリップ・ヴァン・ウィンクル、まさに数時間のタイムトラベル。早朝の業務があるため、彼女はそのまま急いで出勤しなければならなかった。

＊

こんな生活が日常になるくらい、K大の眼科病棟研修はきついことで有名であった。なにしろメシを食うヒマもろくにないのだ。私が当直のときに病棟に顔を出すと、病棟研修医たちが深夜0時に、冷めたピザをみんなで食べているので仰天した。昼に宅配ピザをとったのだが、食うヒマがなくてこの時間になってしまったのだとか。昼に食う予定が夜中0時になってしまうっていったいどんな生活なのよ？　冷えた油のって体によくないんじゃないのか？　医者がそれでいいのか？　まったく恐ろしいことである。

今でこそ院内にコンビニが開店したが、私が勤務していた当時のK大病院には、夕方5時で閉まる学食と生協があるのみだった。外来勤務だって夜8時くらいまでかかるし、病棟は深夜早朝の勤務になるから食事がとても困った。最上階のレストランだけは夜までやっていたけれど、値段が高いのであまり利用する気がしない。深夜勤務していて腹が減ったら、駅前のコンビニまで走って行くか、病棟を抜け出せない場合は宅配弁当やピザを頼むしかなかった。

そんな研修医ライフだったが、飲料だけは、院内に設置されている自動販売機でいつでも買うことができた。

しかし、自動販売機が当直医の泊まるフロアにあったためにうるさくて仕方がない。深夜や早朝に飲料を買いに来る医師の革靴の足音がコツコツコツコツ、硬貨がチャリンチャリンチャリン、商品がゴロゴロガッシャーン、立ち去る足音コツコツコツコツである。これが一晩に1、2度ならばガマンもできようが、当直医や病棟勤務医など深夜早朝院内にいて飲料をほしい人はけっこういるもので、騒音が何度も何度も繰り返されるのだ。

そのうち慣れて平気で眠れるようになったが、最初はしょっちゅう自動販売機の騒音に起こされたものだ。

このやかましい自動販売機、なんと眼科と皮膚科の当直室の間にあった。もしかして、内科とか外科の当直室が、優遇されている!? 眼科と皮膚科は生命を左右する急患が少ないと思われて（〝Q O L〟《クオリティ・オブ・ライフ》には大きく関与するのに）ここに自動販売機が設置されたのかしら？ と、ついつい邪推してしまうのであった。

病棟に響くナースの悲鳴

眼科病棟にひとりの女性が手術のため入院した。その方は、レディとしか呼びようがない女性だったのでレディ（仮名）さんと呼ぶ。

レディさんは、私たち20代の研修医にも負けぬほどのハリのあるお肌と、ケバくなりすぎぬしっかりメークに、スレンダーかつ出るとこは出てグラマスなボディ、それに似合う個性的で豪華なドレスをお召しになっていた。彼女がしゃなり歩くと、ロングドレスがゆれる。きらびやかな、けれど下品にはならないセンスのアクセサリー。

彼女は入院の際、どこぞのセレブかと思うようなすごいドレスで病院に来た。入院ともなると、楽とか洗いやすいとかでＴシャツ・スウェット・パジャマ・ゆかたを着るのが普通であった。それをレディさんはドレスで入院。そのドレスは、ＴＶで見る叶姉妹のセレブパーティゆきドレスに似ていた。

レディさんは、私たち世代の母というか、どちらかといえば祖母に近い年齢であった。

それでもお肌は白磁のように美しいし、ボディラインも後姿だけならナンパされそうなほど（サイボーグのように見事すぎて、気軽に声がかけられないかもしれない）だった。ああ、年を取ったらこんな女性になりたい！　と私は感銘を受けたものである。

そのレディさんが、ナースに悲鳴をあげさせることになろうとは……。

レディさんが入院した翌朝、眼科の教授回診があった。

教授回診といえば、ドラマ『白い巨塔』で有名な大名行列が頭に浮かぶ。確かに内科など他科の教授回診はそうなのだが、眼科は違った。眼科の場合、検査機器は持ち運びできる大きさではなく検査室にまとめて置いてある。それゆえ、医師が病室をまわるのではなく、患者に検査室に集まってもらうのである。

でもここは眼科ゆえ、視力が低かったり片目に眼帯をした患者ばかりである。そのため回診では、ナースが病室から検査室へ患者を送迎するのだった。

ひとりの若いナース（女性）が、回診のためレディさんを呼びに行った。レディさんの病室はリッチな個室である。まもなく、

「ぎゃあ～！　な、何か着てくださいっ!!」

と、絶叫が病棟じゅうに響きわたった。

しばらくしてガウンをはおったレディさんが検査室に来たが、ナースは何がショック

だったのか、プルプルと震えながら廊下で、

「し、信じられない……病院なのに……スケスケだったのよ！　上も下も……毛まで見えた」

と、つぶやいていた。

レディさんはスケスケのスリップ一枚でお休みになっていたみたい。やるなレディさん、寝巻きもハリウッドセレブ級のお色気だとは！　と、感心したものである。

これが内科などの『白い巨塔』方式の教授回診であれば、レディさんのセクシーな寝姿が教授から助教授、助手に講師、研修医に医学生までさらされてしまったかもしれないわけで、ここが眼科でよかったのだろう。

退院後、術後の経過観察で来院したレディさんは原色のひらひらロングドレスに、中世ヨーロッパの貴婦人のような大ぶりで華麗な装飾のついた帽子をかぶっていた。

入院にも通院にも自分のファッションスタイルを貫くレディさんを、私はリスペクトしたい。

あそこって意外と不潔？　当直室のひみつ

ささてさてK大眼科研修医、夜間当直のお話。

眼科は、女性が多い。女性が100人中5~14人（当時）だった医学部で、女性研修医の数が男性を上回る科は珍しかった。

女性の先輩が多いと女医が研修しやすいんじゃないかな？　と思うが、そこに罠があった。夜間当直は、男―男ペア、もしくは女―女ペアで行うルールなので、同僚の男性研修医は当直が月に2回のところ、女性研修医は月に3~5回も当直しなければならないのだった。

以前は男女ペアの当直も行われていたという。だが、眼科学教室人事担当の先生が、朝当直室から男女が出てくるのを目撃してしまい、

「別に何か（エッチなことを）しているとは思わないけれど、男女が同じ部屋で一晩すごすのはヘンな感じだからやめなさい」

と、鶴の一声で男女ペア当直は禁止になったのだった。

当直室は壁が薄い上にシャワーもトイレもないし、すぐとなりは皮膚科など他科の当直室なので、男女ペア当直であっても「間違い」は起こりにくい（はず）。それでも異性と二段ベッドの上下で眠るのは緊張するし、当直が男女別になって良かったと思った。たとえ女医の当直回数が多くなったとしても……。

1年目の使えない新米研修医（数ヶ月前まで医学部生）をひとりで当直させるわけにはいかないので、先輩の2年目研修医と一緒に宿泊する。1年目は勉強あるのみで、あんまり役に立たないから当直による給料は発生しない。そのかわり、当直の日の夕食は先輩研修医がおごってくれる伝統であった。2年目の研修医は、簡単な診断・治療ならできるので、給料が一晩数万円（ひとケタ）出る。

患者さんが次々に来院し寝るヒマもなく徹夜で朝を迎えても、1件も来院がなくふたりでグーピーぐっすり寝ていても、当直の報酬額は変わらず同じである。最低賃金だけ保障しておいて、当直も出来高制というか、歩合制にしたらいいのにね。

研修医のふたりでは手に負えない重篤《じゅうとく》な症状の患者が来院した場合は、当直責任医である上のドクターをポケベル（当時はポケベル全盛だった。今だったらＰＨＳかな）で呼ぶ。責任医は、一晩十数万円（講師レベル以上の医師なので報酬は二ケタいく）の給料を得る。

患者さんが来ないか、来院しても研修医レベルの治療で済む場合は、責任医は寝ているだけで十数万円がGETできるわけだ。下っぱほど大変で、上に行くほど楽になるんだろうかと研修医時代は夢想したものであった。

K大当直室について記そう。各科1室ずつの割り当てがあり、中は8~10畳ほどのワンルーム。風呂（シャワー）・トイレは別（一応男女別で、全科共同）である。中には小さな机がひとつあり、上には最近あまり見かけなくなった、昔なつかし黒電話が置かれている。急患来院の際は、この電話が激しく鳴り出すのだ。

机の横にはラックがあり、中にはヌードグラビア等も載っている週刊ナントカみたいな雑誌と、さいとう・たかを氏の『ゴルゴ13』のコミックスが数冊置いてある。この『ゴルゴ13』だが、視野検査室など当直室以外の部屋にもぽつぽつと置いてあった。いったい誰がなんのために、病院のあちこちにゴルゴを置いてまわっているのだろうか？ K大眼科総ゴルゴ化計画か？

当直室には壁に密着させて二段ベッドが置いてある。だいたい先輩が下、フレマンが上で寝る。寝ていたときに呼び出されると、部屋は暗いしベッドのはしごは細いしで、何度も落っこちそうになった。上段は案外危いのである。二段ベッドにも上座とか下座が、あるのかな？

眼科当直室の二段ベッドは、寝転ぶと頭上間近に蛍光灯が見えた。よくよく蛍光灯を眺めると、蛍光管の横に何か、つぶつぶとしたものが生みつけられていた。昆虫の卵なのか？　もし幼虫がかえって、寝ている私の顔の上にぽろぽろ落ちてきたらどうしよう。そんな不安を抱えながら毎回眠ったが、私が当直した夜には幸いそのような事態は起きなかった。ホッ。

＊

病院と聞いてイメージするのは白い壁、白い床、白衣に身を包んだナースやドクター、そして消毒薬の匂い。

清潔な印象のある病院だけれど、とてつもなく不潔なところもある。

当直室のリネン類は、基本的に毎日清掃業者によって交換されている。この「基本的」にというところに落とし穴がある。

病棟は24時間365日年中無休なのだが、清掃業者は土日祝日休みであることが多かった。

祝日の当直にあたると、誰かがすでに寝たおふるのフトンに寝なければならない。備えつけのフェイスタオルも使用済みしかない。そのため替えタオルのない土日祝の当直は、いつも家からマイタオルを持参する必要があった。

最も恐ろしいのが、年末年始の当直だ。年末は12月28日から清掃が休みになる。年始は1月4日まで休みであるから、リネン類はそのままということになる。これはそんな年始に当直してしまった不運な先輩医の話だが、男女の当直医が入れかわりたちかわり寝続けたシーツには、人型の油染みができていたという。

お、恐ろしい〜っ。せめて清掃が休みの日は、リネン室から自分で新しいシーツを持ってこられるシステムならいいのにと思う。

当直事件簿・消えた患者

私が先輩と当直医として病院に泊まっていたある日、ツナギを着た中年男性が来院した。昼間に工事現場で転倒し目を打撲したが、夜になっても痛いので診てほしいと言う。細隙灯《さいげきとう》顕微鏡という機械で（コンタクトを作るときなどに検査を受けたことがあるのでは）目の表面に光を当てて、傷や異常がないか調べる。

診てびっくり、毛ほどの細いワイヤーが、目に刺さってる。これは痛い!! 角膜穿孔《せんこう》外傷だ。

うわぁと思っても患者の前でキャーとかヒャーなんて言えないので、先輩医と共に黙って処置をする。1年目と2年目医のふたりでは処置しきれぬため、責任医である上のドクターをポケベルで呼び出した。

患者は頭部も打撲していたので、念のために頭部画像診断を行うことにした。目から房水（目の前部を巡っている水分）が流出している状態で患者を歩かせるのはどうかと思ったので、下っぱ研修医の私が車椅子を急いで取りに行く。

さあ、車椅子でCT室へ向かいましょう！　と見れば……あれ⁇　患者さんが、いない!!

さきほどの男性患者は、我々が責任医のポケベルを鳴らしたり、放射線診断室に検査をかけあっている数分のうちに消えてしまったのだ。

どこへ行ったの？　もしかして、帰ってしまったの!?

「J！　患者さん探してきて！」

先輩医から指令を受け、私は大急ぎで夜の病院を探しまわった。

夜間とはいえ院内を走ってはいけないので、競歩のように急ぎ足である。二階の眼科外来を出て、病院玄関へ向かったところ、そこにタバコをふかす男性の姿が。服装はツナギ。あっ、さっきの患者さんだー！

「こ、こ、ここにいたんですか、はぁっはぁっ、け、検査がありますので、戻りましょうっ」

息切れしながら心配と怒りで目をつりあげる私に、彼はのんびりと、

「あ、タバコ吸いたくなっちゃったもんで。でも、病院の中って禁煙でしょ？　だから外で吸ってたのよー」

とおっしゃる……確かに院内禁煙ですがぁ……だからって、黙って消えないでくださ
い！　ていうか、目にワイヤー刺さっているのにタバコ吸わないでくださいっ!!
またまた心の中で叫びつつ、汗だくになった私は彼を車椅子に乗せ放射線診断室へ。
幸い、頭蓋骨や脳には異常がなく、目の処置も済んで彼は帰宅した。

この話には、後日談がある。

翌日、私は当直室から起き出して早朝のカンファレンスに出席、その後外来で視力検査係にまわった。この視力検査係だが、混む外来で一番肉体労働せねばならぬ部門ゆえ、当直明けにはきついのだ。

昼すぎ、その日の視力検査業務をようやく終えたところ、初診問診受付係の同僚が話しかけてきた（問診受付は業務が早く終わるし、先輩から昼飯をおごってもらえることで人気があった）。

「あっ、Jぴー。昨日当直だったよね？」

うん。そうだけど？　何か問題でも？

「いやー、面白いおっちゃんが来たよ」

え？

「ほら。工事でケガした」

ああ、その人ね。

「その人がさ。『昨夜の看護婦さんにえらいお世話になったから、お礼を言おうと思ったけど見かけない。今日はあの看護婦さんお休みですか？』って言ってたよ！　Jぴー、看護婦だと思われているよ！　アハハ！」

……彼には、視力検査のオーダーが出ていなかったので、検査室にいる私に会わなかったというわけ……。

休みじゃないんですぅ！　当直明けでも朝からきっちり働いておりますよ！　それに私、看護師ではなくて、一応研修医なんです～などと、声にならない叫びが心にこだましたのだった。

勘違いにしろ、感謝してくださったのは嬉しかったんだけどね。

当直シュラバ・ナイト

研修医になった私は、大学病院まで徒歩5分の賃貸アパートに住んでいた。信号の加減や、女子更衣室に寄るとスタンバイまでに5分では済まないけれど、よく、

「もしJがそこを出るんだったら、私が代わりに入居するから教えてね！」

と同僚研修医から言われるほどで、みんながうらやむかなりの至近距離に住んでいた。

そのアパートは都心ゆえに10畳ワンルーム・ユニットバスとゴキブリ集団つきで一ヶ月9万6千円という脅威かつ驚異のお家賃だった。あまりにも私のアパートが近いので、当直ペアを組む先輩研修医が、

「患者さんが来院したらポケベルで呼ぶから、家に帰っていいよ」

と言うほどの近さなのだった。実際、当直室から外来へ歩いて行くのと、私のアパートから外来へ駆けつけるのとは時間的に大差なかった。そうすると先輩も私もひとりで寝られるし、私は全科共同女子シャワー室ではなく自宅のお風呂が使えるしで、お互いに

メリットがあったのである。

家でのんびり医学書を読みながら待機していると、早速ポケベルに呼び出しが来た。ちゃーちゃちゃっちゃ〜ちゃっちゃちゃ〜♪ちゃーちゃちゃちゃっちゃ〜ちゃちゃっちゃ〜♪♪

ポケベルの着信音は、好きな映画『インディ・ジョーンズ』の勇ましいイントロだ。すわ患者さんか！と意気込んで病院に向かうと、そうではなかった。上のドクターが「焼き肉に行くので、手が空いていたら当直医も一緒に行かないか」とのこと。行きます!!

病院から10分ほどの店へ移動。自費では食べることをためらう、高級焼肉店だ。牛肉が、じゅじゅ〜っと焼けていく。う、う、美味そう!! 1枚。2枚。高級和牛肉である。しかも上の先生のおごりである。タダ肉、しかも高級。美味くないわけがない。至福の時間である。3枚目にハシを伸ばしたとき、先輩研修医のポケベルが鳴った。

「Jさん、患者さんだって」

私と先輩は、盛り上がる宴席を中座して病院へ向かった。このときはまだ、患者さんを診たあとまた焼き肉を食べられる、と先輩も私も思っていた。

来院したのは目を押さえている男性。最近K大眼科から退院したばかりなのだが、子どもと格闘技ごっこをしていたら、手術した方の目に足が当たってしまったのだそうだ。診れば、縫い合わせた術創《じゅつそう》がぱっくり開いてしまって、目からゼリー状の硝子体がはみ出ていて……もう、1年目および2年目研修医が対応できる範囲を超えている。私は急いで当直責任医のポケベルに呼び出しを入れた。

それから、夜間緊急手術になった。手術および入院手続きが終わったのは、もう夜の10時すぎ。焼肉宴会はとっくに終わっていたため、コンビニで買ったオニギリを2個ほおばり貧しい夕食終了。とほほ、おごりの高級焼き肉がぁ。でも、一番大変だったのは患者さんなのだから、仕方がないね。

「んもぅ、手術後なのに、子どもと格闘技しないでよねぇ」

と、先輩。本当にねぇ。でも、お子さんからせがまれちゃったんでしょうね。きっといいお父さんなんだろうなぁ。

「お疲れ〜。Jさん、家に帰ってていいよ。何かあったらポケベルで呼ぶから。もう、何もないとは思うけど」

という先輩のお言葉に甘えて、私はアパートに帰りシャワーを浴びた。髪の毛を乾かす元気もなく、気づくとベッドに倒れ眠り込んでいた。

ちゃーちゃちゃちゃっちゃ〜ちゃっちゃちゃちゃ〜♪ちゃーちゃちゃちゃっちゃ〜ちゃちゃちゃっちゃ

〜♪♪

眠りを破るのは、そう！　あの！　私が好きでポケベルの着メロにしてあった、インディ・ジョーンズのテーマである。はああ！　まだ、30分も寝ていないし！

でも当直とはそういうものなので、いまだ乾かぬ濡れた髪をふりみだし全速力でK大学病院2階・眼科外来めざして、午前0時をすぎた夜の街をひた走る。外来に到着すると、先輩研修医はすでに患者を診ていた。

はぁっはぁっはぁっはぁっ。突然、濡れたロングヘアをホラー映画『リング』の貞子のように顔にまとわりつかせた、目の下にくっきりクマの出た白衣の女が横で息を荒げていて、患者さんはさぞかし驚いたことと思う。

しかし我々はもっと驚いた。アルコールをきこしめしたその男性はよろけて転倒、転んだ先には、なんと先のとがった彫刻があって、目に刺さったのだという。これは眼球破裂という状態だったので、またまた研修医では対処しきれず責任医を呼び出し、我々は二度目の夜間緊急手術へ突入した。

結局その日は30分睡眠だけで、翌朝のカンファレンスを迎えたのであった。朝食も抜きである。この睡眠30分、一晩に眼球破裂患者さんが二件という当直経験は、私の人生で最もきつかった思い出ベスト10にランクインしている。

「ひく」女医伝説

私は研修医時代、「ひく女」として恐れられていた。それは先述したシュラバ・ナイトの出来事が原因だった。

K大の当直システムを説明する。2年目＋1年目の研修医ふたりで一晩、当直室で待機する。当直で診た患者には、面倒でも翌日の外来に予約をとって来院していただく。これは、アフターフォローのためである。軽症の患者は外来通院のみでよいが、入院を必要とする患者の場合、ここで問題が（研修医側に）生じる。

2年目研修医が「外来」担当の場合、入院することになった患者の担当は比較的手の空いている病棟の研修医に割り振られる。これはまあ妥当だろう。

2年目研修医が「病棟」担当の場合、入院することになった患者の担当は当直で診た研修医になる。

病棟は外来よりも忙しく、休日など半年以上ないことも稀ではなかった。それなのに、患者を2人しか担当していなくても、逆に10人以上も担当していててんてこまいでも、当直で出会ったら自動的に担当医になるシステムなのだ。当直で患者が増えた病棟研修医は激務を負わされることになる。

「最初に診たから絶対担当」ではなく、引き継ぎをしっかりして手の空いている研修医に担当をまかせてもいいのではないかと思うが、伝統なのか当時はそのやり方が続いていたのだった。

そして、シュラバ・ナイトで組んだ2年目の先輩医は、病棟担当だった。彼女は今担当している患者に加え、一夜にして二件の重症患者、すなわち眼球破裂患者を担当することになってしまい、一夜にして眼科病棟一忙しい研修医となったのだった。

当直の組合せが発表されると(目安。都合により研修医同士、交代してもOK)、

「え、私とJがペアなの！　頼むから、ひかないでよ？」

などと言われる始末。

「ひく女」としてあまりにもイヤがられるので(言い訳すると腕前がアレなのではありませんよ、たぶん。「使える！」と先輩に言われたこともあったし……)、これには同僚も、

「ひどいな〜。Jがひき寄せるわけじゃないんだから。医者なのに非科学的じゃないか！」

と義憤をつのらせるほどだった。

私は、そんなに「ひいて」いたのか？ いた。まあ、他の研修医に比べてではあるが、なぜか私の担当する日は外傷が多かった。必ずしも土日当直ではなかったのに、なぜだろう。

ある日、階段から落ちて目を打撲した女性。

ある日、工事中、ワイヤーが目に刺さった男性。

またある日、スポーツ中、打球が目に当たった男性。

そしてある日、子ども同士でチャンバラしていたら刀が目に……などなど。

もちろん何事もなく朝まで眠れる日も、たまにはあったけれど。

でも、当直の日は、忙しい方がいいんです!!

当直っていうのは素敵な体験ですよ。やっているときは、しんどくてしんどくて生き地獄かと思ったけれども、先輩からマンツーマンで診断治療の手技と流れを体得できるんだから。当直室にこもらなければならないけれど、教科書や論文を持ち込んで読みふければ、家と違ってTVもないし誘惑の少ない当直室のこと、勉強もはかどるというもの。

いつか医者として独り立ちする日のために、当直勤務は研修医にとって貴重な体験と学びの場だったのではないかと思うのだ。

最後に研修医とポケベルについて。今でこそ院内PHSが主流だが、私が研修医のころは携帯もまだそんなに普及していなくて、連絡と言えばポケベルという時代だった。それこそ携帯のない大昔には『ポケベルが鳴らなくて』なんて恋愛ドラマがあったくらいだ(見たことないけど)。

ポケベルなんて、私生活では全然使わない。院内オンリーだから、病院側がレンタルで支給してくれると思っていたのに、「自分で買え。そして契約もしろ」とのこと。

白衣も自前だし、白衣のクリーニング代も自分持ちだし、ポケベルもかい!! 病院のケチっ!!

仕方ないので私はNTTのポケベル販売店に行き、パンフレットを見て好きな着メロ(?)のあるものに決めた。それが、(先述の)映画『インディ・ジョーンズ』のテーマである。

ルンルンな気持ちで始めた研修医ポケベル生活だったが、これが、鳴る。鳴りまくる。オペ室に書類を出しに行っているのに別な用件で呼ばれたり、渋り腹でトイレに入っているのに鳴りまくるなど、そのたびに(マナーモードにしていなければ)勇ましいインディ・ジョーンズのテーマが流れるのだ。

小学生のころ掃除の時間のBGMに流れていたせいで、今でもリチャード・クレイダーマンのピアノ演奏を聞くとほうきと牛乳臭い雑巾を思い出すように（そういう体験ってありませんか？）私はすっかり、インディ・ジョーンズのテーマを聞くと病棟からの呼び出しである、と怯えるようになった。

病院勤務を辞めた今でも、TVでインディ・ジョーンズの再放送があるたびに、テーマ曲にびくっとなってしまう私。まるでパブロフの犬状態である。

パブロフの犬化を避けるために、新生活をおくるみなさまには、ポケベルの着メロに好きな曲を選ばないことをオススメします！　と言いたいところだが、ポケベルはすでに製造中止なのだとか。

さよなら、ポケベル……！　さらば青春の日々よ!!

こんな患者さんはイヤだ!?

外来担当研修医の私が出勤すると、昨夜当直で病院に宿泊した同僚を見かけた。

「おはよう」とあいさつしたら、仏頂面の同僚はいきなり愚痴を言い始めた。

「聞いてよ。今朝ひどいんだよ」

何が? 当直、患者さんで混んでて眠れなかった?

「それもそうだけどさ、ようやく患者の波がとだえて、サア寝られるぞーって思ったら、ど早朝に赤ちゃん連れたお母さんが来たのよ。それで、結局今まで睡眠レスですよ。オレの睡眠を返せと言いたい」

徹夜かぁ、大変だったね。

「赤ちゃんの目やにが出るって。で、聞いたら夜間急にっていうんじゃないわけ。何日か前からそんな症状だから、赤ちゃん連れて受診しようと思ったお母さんが、『いつごろなら病院すいてますか?』って電話したら補助婦が出て『夜間早朝の当直時間帯なら、待たないで診てもらえますよ』って言ったらしいのよ。ふざけんなって言うの。急患を診るための制度なのにさ」

大学病院に初診で受診すると、診察まで2、3時間は待つのが普通である。赤ちゃん連れであれば、なるべくすいている時間に受診したいという気持ちはわかる。

だが、当直時間帯に（緊急事態以外で）受診することはオススメできない。

当直は緊急患者の受け入れが基本だ。さほど緊急性のない疾患の人が「待たなくて済む」と次々当直時間帯に来院すると、本来の急を要する患者への対応に支障をきたすかもしれない。

そして、当直はあくまでも応急処置であるので、必ず翌日の外来に予約を入れ、専門医に再び受診してもらう決まりになっている。当直で一度は待たずに受診できても、また3時間待ちが普通の日中の外来に予約が入れられるので、どうしても混雑を回避することはできないのだ。

大学病院は人が集中し混雑するものなので、待ちたくない人には開業医院（いわゆる町医者）の方がよいだろう。

開業医の待ち時間はおおむね大学病院よりは短い（人気の高い医院などでは例外もある）。もし高度な治療を要する疾患であれば、そこで専門医への紹介状を書いてくれるだろう。

問題なのは、補助婦（看護助手）が勝手に「当直ならすいているわよ」とアドバイスしたことだ。善意からなんだろうけれど、それはルール違反。

気持ちはわかるけれど、それではこっちは困る。そんな難しさを感じた出来事だった。

研修医、その理想と現実

２００４年より研修医のシステムが大きく変わった。以前は日雇いのごとき不安定な身分だったが、法的に労働者として保障された。
昔は志望した科のみの研修だったが、新研修システム「スーパーローテート制」では複数の診療科をまわることが義務づけられた。【＊】
研修医が労働者として認められる以前は、そりゃもうひどいものだったのよ。親に奉公に出されて商家に住まわしてもらう、デッチ（丁稚）というのが昔はあったじゃない？　アレよ。ソロバンでも教えてくれるのかと思いきや、庭を掃けだの廊下を雑巾がけしろだのというドレイのようなデッチ生活がまさに研修医にそっくり。
しかし、昔の研修医はデッチよりもひどい環境なのだった。デッチなら衣食住は最低限保障されているが、研修医はそれすらもなかったからだ。ほぼ無給の中、医学書や医療機器を入手しつつ生活するには、バイトできる時間も制限されるために、借金するか親のすねをかじるしかない。白衣も聴診器も自前、食はもちろん自腹で食うし（運がよければ上の医者におごってもらえるが）、住は賃貸の場合、大学所在地の高い家賃を払うのよ（親が）。

そして、病院出入りの業者に打ち明けたら、

「エッ!?　嘘でしょ！　それって日給でしょ!!」

と信じてもらえなかった、奨学金という名目で渡されるK大研修医の月給は2万5千円。泣いても笑ってもたったの2万5千円。

これも、毎月じゃなくって3ヶ月に一度7万5千円が振り込まれた。その振り込みシステムが判明したとき、月給をアテにして毎月2万円の買い物ローンを組んでしまったクラスメートは青ざめていたものよ（買い物は計画的に！）。

医学部卒業後、医師免許を手にして研修医となった私は自分の出た大学の医局に入った。

だが、私の気弱そうな態度が災いしたのであろうか、入局早々オーベン（一年上の研修医）に個人的に呼び出され、叱られてしまった。先輩医の言うことをまとめると次のようになる。

「研修医は他人を出し抜いて自分を上の医者に売り込み、盗んででも技術を学ばないと

いかん」

（心のツッコミ：システマティックな教育はやってくれないんですか。医術は中世ギルド世界みたいに「技術は見て盗め」って職人芸なんですか？）

「医学生は授業料を払っているお客だから教えてやるが、研修医はここにいさせてくれと頼んで医局に置いてもらっている身分だから、特別には教えてやらん」

（え〜っ、研修医は超低賃金でボランティア雑用をして大学病院に貢献しているのに）

「上の人は『ターゲット』といういじめの対象を研修医から選ぶので、お前のようなトロいやつはターゲットになるであろう」

（マジっすか！ 医者にもなって大学病院でいじめっすか！ ダメ。絶対。いじめカッコ悪い）

ハアー（ためいき）。このお叱りが私の研修医ライフの幕開けであった。

オーベンは、「こいつは覇気がなくていかん！」ということを見かねて忠告してくれたのだろうけど、当時はなんて厳しい弱肉強食の世界であろうか!! という悲劇のヒロイン風の感想しか抱かなかった。青くて若かったのね私（脳みそが）。

【＊現在、医師不足等の事情により、「スーパーローテート制」のあり方も見直されるとか。研修医教育制度は今後どうなっていくのか気になるところである。】

月給2万5千円ですが、何か？

研修医1年目、都内にある私立T大学病院とK大学病院の1年目眼科研修医親睦会が開かれた。研修医から言い出したのではなく、上のドクターが「研修医同士仲良くなあれ〜っ」と企画してくださったのである（合コンではない）。

お相手はリッチな私大らしく、おしゃれな人が多いという第一印象。

自己紹介のとき場をなごませようとして、

「T大って、略称がTOYって言うの格好いいですよね！　うちなんてほら、名前がKOだから。ボクシングの負けみたいですから！」

と一発お世辞入ったギャグをかました私だが、

「はぁ？　別に……」

とのテンション低いお返事をもらい、しょっぱなから盛大にコケた。くぅっ、恥。

ビールを酌み交わしつつ和やかに会は始まったのだが、そこで衝撃の事実が判明した。

先述したようにK大研修医の給料は月給2万5千円であって、しかも毎月支払われるのではなく3ヶ月に一度の振り込みであるが、なんとT大学の研修医は、

「うち月給6万なんですよぉ。低くてやんなっちゃう♪ 6万ぽっちじゃねえ」

って言うのだ。6万も、もらえるのかよ！ うちの倍以上じゃないか！ いいな。いいなー。いいなぁ〜。

「うちは2万5千円ですけど、何か？」

とか、

「しかもそれが3ヶ月に一度、まとめて支払われるんですが、何か？」

と言い返したかったが、衝撃のあまり2万5千円のK大研修医は言葉もなく沈黙を保つ。

そして、さらに驚愕の事実がT大研修医の口から飛び出した。T大では、外来組ならば午後2〜3時には業務終了し（うちなんて終了午後7〜8時だぞ？）病棟組でも、ひとりだけ週末当番を残して他の研修医たちは土日休みであるという!!

ええええ！ だって、土日祝日も休日ゼロなのよK大病棟は！ 夏休み7日（それも連続しては取れない）＋冬休み3日以外は、コンビニのごとく早朝〜深夜年中無休、全員出勤ですことよ。

私は研修医生活の格差に、頭がくらくらしてきた。そこへT大研修医から追い打ちが。

「で、K大さんは何がそんなに大変なんですか？」

あまりにも無邪気な質問。もはやK大研修医で、答えられる者は誰もいない。みな、研修医生活格差に呆然としているのだ。多忙自慢してもしょうがないしな。

「本当に何が大変なんだろうねえ、アハハ、うふふ……」

などと言うのがやっとである。

その後、たいして盛り上がらぬまま会は終了した。会話がはずまなかったので、場をもたせるため痛飲してしまった。大変に苦い酒だった（ビールだから当然だ！）。研修医の〝QOL《クオリティ・オブ・ライフ》〟がT大とK大では大違いだったわけだが、どちらがよいかはわからない。当時は心から楽なT大がうらやましかったものだが、忙しい方が早く仕事になじむかもしれないしね。どちらの方が研修医育成システムとして適しているのか、考えさせられてしまった。

＊

収入の低い研修医のバイト事情についても語っておきたい。

研修医のころは3ヶ月に一度7万5千円という薄給だったので、生活のために何かバイトしなければならなかった。現在では法により研修医の身分が保障されたためアルバイトを許可していない大学が多いが、かつては研修医向けのバイトが日常的にあった。

入局したのが眼科ということもあり、1年目に多かったのがコンタクト検眼バイトであった（コンタクトレンズは目に直接装着する医療機器のため、販売の際に医師の診察が義務づけられている）。その検眼バイト、なんと時給は1万5千円。安いところでも1万円を下回ることはなかった。2、3時間もやれば、大学病院の月給を軽く越えてしまう。

1万5千円はK大学の威光あっての高額報酬であり、出身大学によっては時給3千円以下のこともあるらしい。クリーンで時給のよいこの検眼バイトは、募集があると十数人の研修医がこぞって取り合うほどの人気であった。

2年目からは、有能な研修医は他院での眼科当直バイトをしていた。しかしこれが、深夜の緊急手術があったりして責任も重く、徹夜になるなど肉体的疲労も大きいのに、時給1万2千～1万5千円と、コンタクト検眼バイトとほぼ同じ報酬額だったのである。ある研修医などは、

「きつくっても時給同じなんだもんな。毎日ずっとコンタクトバイトして暮らしたいくらいだよ」

などとこぼしていたものであった。

労力は段違いなのに、なぜ時給が同額だったのだろう？　私には理解できません。

この名医がすごい！ 超絶！ 太っ腹ドクター伝

医者は結婚相手として人気も高く、儲かる職業というイメージが先行しているが、果たしてそれほど医者は金持ちなのだろうか。確かに開業医は代々続く名士が多く、勤務医よりも金持ちな印象があるが、それでも一代でポンポンと儲けるのは困難である。あるK大講師は、こうこぼしていたほどだ。

「CTやら設備投資に金がかかるし、開業医で順調に儲かるのは三代目くらいからだなぁ」

研修医初期時代は時間が拘束される割に収入が低いが、私の現役時代は研修2〜3年目になれば関連病院に出向し、それなりの収入を得られた。条件のよい病院では、3年目の若い医師でも年収1千万円以上が可能であった。そんな高収入病院は行きたがる者が多いので、医局の人事部門では人により差が出ないよう、高収入病院の次はそうでもない病院に派遣するなどバランスをとるのが大変らしかった。

ここでひとつ、忘れ得ぬお金持ち医師の逸話をご紹介したい。私は直接面識がないのだが、こんな人もいるのか、世の中捨てたもんじゃないなと感動した実話である。

その医師は、外科系開業医だった。高齢になってもかくしゃくとしておられたのだが、あるとき転倒し骨折してしまった。入院加療先として選んだのは、母校K大であった。

K大は（今もだが）当時、私大ゆえ資金繰りに苦労を抱え、負債が数十億にもふくらんでいた。退院し快癒した医師は母校の窮状を知り、K大病院へせめてもの恩返しにと私財十億円をポンと寄付したそうである。

私にこのお話を聞かせてくれた医師は、

「いやぁ〜、でも負債数十億だから、十億もらっても焼け石に水なんだけどね」

とつぶやいていたが、金持ち＝ケチ、という常識を打ち砕く素敵な寄付であると思った。

あとこれは、医者の副収入についてのお話。

医者はおおむね研究に診療業務にと忙しいので、副業などそうそうできないが、うらやましい先輩医師がいた。その医師は作詞の才能を生かし、誰もが知ってるあのヒット曲（名前がバレてしまうので曲名はないしょ）の作詞を手がけたというのだ。

曲のロング・ヒットで月に7桁というすさまじい額のお金が副収入として彼のサイフに入るのだそう。う〜ん、その才能がうらやましい。

この眼科当直医がすごい！

K大眼科には伝説の医師がいた。仮に眼球先生と呼ぶ。

この眼球先生には、当直にまつわる武勇伝があった。

当直時間帯は緊急患者のみというルールなのに「すいているから」「仕事があって昼間は来れないので」「なんとなく」などと、緊急事態でなくても、当直時間帯に来る患者がいる。

普通、当直時間帯に来院する患者は次のタイプに分かれる。

1・救急車の中から、病院に搬送すると電話連絡がある場合
……緊急を要する場合が多く、速攻診察・治療となることが多い。

2・アポなしで突然病院に来る場合
……医師法上、正当な理由がない限り医師は診察を断りはしないが、他の急患の様子に

よってはかなり待たせることもあり、オススメはできない。

3・「病院にかかりたいのだが」と電話で問い合わせて来る場合

……電話受付の判断で当直室に電話がつながれ、研修医が緊急性があるかどうかの判断をする。

私がネーベン（上司である研修医に教えを請う立場）だったとき、実際にあった会話をプライバシーに配慮して実録してみる。

時間、夜の11時すぎ。当直室の黒電話が鳴り響く。オーベン（先輩研修医）が電話に出ると受付からで、患者の話を聞いてくれと言う。

研修医：こんばんは、どのような症状でしょうか。

患者：あのぅ、さっきなんですけどシャンプーが目に入ってしまって、痛いので診てほしいんですけど。

研修医：水ですぐ目を洗いましたか？

患者：ええ、でもまだ痛くて……。

研修医：15分以上、流水で洗いましたか？

患者：いいえ、一瞬流しただけっていうか……。

研修医：今すぐ、15分以上水を流しながら目を洗ってください。そのくらい流さないと、きれいになりませんから。それでも痛いようでしたら病院にいらしてください。

患者：やってみます……。

とまあ、このような電話が一晩に何件も来るのだった。

当直では、医師が診なくても家庭で対処できそうなケースは電話でアドバイスしていた。

電話では実際に診ていないので、細かいところや詳しいことはわからないリスクがある。患者の自覚症状よりも実際の症状が重篤なことは、ガマン強い人にはありうることだ。だから、通話の最後に「もしアドバイスどおりにしても改善しなかったらすぐ病院に来てね」という言葉を必ず言っておくのだ（これ重要）。

研修医は外来または病棟の業務を日々こなし、睡眠時間をけずって当直業務をしていたので、「できればあまり患者さんが来ないでほしい」「突然起こされたりせずに、ゆっくり朝まで眠りたい」という欲求が、頭をもたげてきたりもした。その気持ちから、先述した会話例のように、軽症と思われるものは助言だけけして様子を見るという態度になっていたと思う。

でもこれ、医者側の視点なのね。患者は、たとえ軽症であっても目が痛かったらとても心配な気持ちなわけで、医師が診てじかに「大丈夫、問題ない」と言ってくれた方が安心だろう。それで研修医の睡眠時間がなくなるとしても、それは医者側のみの都合だから。

その理想を実践したのが眼球先生だった。彼が当直した晩は、来る電話は拒まず、「すぐいらっしゃい」とすべての患者をネーベンの研修医と共に診たのだという。

私の経験では、当直時間帯の来院は一晩で多くても10人前後だったけれど、眼球先生が当直した夜は一晩で60人以上を診たのだそうだ。これはK大眼科当直の歴代最多来院記録らしい。まさに、一睡のヒマもなしだ。

医師の健康維持も必要ゆえに、体力気力がない私は真似できなかったけれど、自分の睡眠よりも患者の安心を重視した眼球先生の逸話に、新米研修医たちは敬意を払ったのだった。

伝染るんです！　超お嬢さま女医の悲劇

K大の先輩女医のお話。

彼女の伝説（そう、伝説と言ってよいだろう）は、皮膚科に入局した先輩医から聞いた。

彼女は教授の令嬢などお嬢さまが多いK大学医学部の中でもとびきりの、「超」のつくお嬢さまである。どれほどお嬢さまかというと、そこいらの原っぱでどろんこ遊びなどしたこともない、それはそれはやんごとなきお方なのだった。

超お嬢さまな彼女は、もともと優秀な上に努力家なので、とんとん拍子に研修医となった。ところが医者は、たとえどの診療科であっても病気と日常密に接するわけであるから、大なり小なり自分も感染するリスクがある。注意は払うけれども、リスクはゼロにはならない。

たとえば皮膚科では、幼児にできるウイルス性のいぼをクライオサージェリー（液体窒素で患部を急速冷凍）で治療する。その時、親指でいぼに触れ、焼け（？）具合を見ながら施術していくので、どうしても医師の指にいぼが伝染しやすかった。それくらいなら普通の女医たちも悩まされる疾患であったのだが、彼女の場合、そのうつりっぷりは常軌を逸していた。

皮膚科に「水ぼうそう」の子どもが来る。彼女は超お嬢さまだから、生まれてから一度も水ぼうそうをやったことがない。だから潜伏期を経て、水ぼうそうで倒れてしまう。皮膚科に「はしか（麻疹）」の子どもが来る。彼女は超お嬢さまなので、今までにはしかをやったことがない。ゆえに潜伏期を経て、はしかで倒れてしまう。

風疹の子どもが……（以下略）これが、新たな伝染病患者が来院するたびに彼女の身に延々と繰り返されたのだという。

生涯免疫により二度とかからないはずが、免疫力が弱って同じ病気に再びかかるということはあるけれども、彼女は違った。超お嬢さまゆえに乳母日傘で育てられた彼女は、子どもがかかるような流行り病をやってこなかったのだ。

しかも「はしか」などは、成人が初めてかかると症状が重い。だが、がんばりやの彼女は病に苦しみながらも復活を果たし、研修を続けたということだった。

子どものうちに野外で遊んでおくことは、免疫学上、大事なのだなあと思った出来事である。

指導医・限界臨界ガマン生活の実態とは

興味本位というよりは、学術的な流れで聞いたお話である。

某科の春、新入研修医の指導医となった某先生ははりきっていた。まだひよっこの入りたて研修医たちを教えて、早く一人前にさせてやろう！　という熱血漢なのだ。

外科系の某科はとても忙しく、研修医はほとんど病院に泊まり込み状態になってしまう。面倒見のいい某先生は、病院近くの自宅に研修医たちを寝泊まりさせてやっていた。東京都心ゆえ、あまりスペースに余裕があるとはいえない（失礼）寝室に、数人の研修医たちがザコ寝で泊まるのが日常だった。

研修医たちは一定期間研修するごとに新たな人材に入れ替わってゆき、そのたびに某先生は兄貴肌なのか、研修医たちを自宅に泊めてあげていたという。

そして半年が経過したころ、某先生の男性の象徴部分が腫れてしまった。すごく痛むので、さすがに多忙な某先生も「これはただごとではない」と思い、泌尿器科を受診した。

診察の結果、某先生は精巣炎と診断された。

後輩たちを泊めてあげていたために、オナニーなしの禁欲生活をおくっていた某先生は、代謝の限界を越えて何かが蓄積されたせいなのか、精巣に炎症を起こしてしまったのだ。

う〜ん、性別「女」の私には、そういう感覚ってよくわからない。

某先生は、

「禁欲って半年が限界みたいだなぁ。目がまわるくらい忙しすぎてヤる気も起きなかったんだが、まさか炎症を起こすとは思わなかった」

と、笑顔でおっしゃったのであった。

自宅を提供した上、自分の体と健康を犠牲にしてまで後進の指導に励んだ某先生に拍手を送りたい。

怪傑黒マントがやって来る？　訴えられちゃった泌尿器科医

泌尿器科のベテランドクター某先生が、手術した患者から訴えられてしまった。

そのドクターが、前立腺疾患の手術をしたあとのこと。

「夜な夜な、黒いマントを着た某がやって来て、俺をインポにする！」

と患者から訴訟を起こされてしまったのだ。

某先生は、黒マントとして患者宅に不法侵入したのかっ？

そんなわけないよなぁ。その患者をインポにして、某先生に、何のメリットがあるというのか？

前立腺周辺は微妙な場所なので、手術の後遺症として勃起不全が起こることは、可能性としてはありうる。しかし、手術はとくに問題なく終了したというのだが、真相はいかに？

訴えを起こした患者は年配の、ごくふつうに見える男の人だったそうだが、おそらく妄想を抱くタイプの精神的疾患なのであろうと、おおかたの予想であった。

この訴えが真面目に取り上げられ、某先生は被告として度々法廷に呼び出されるはめになった。学生への講義に、学会に医学研究に、臨床診療にと多忙な中、ありもしないことで訴えられ、裁判所に出向き続ける某先生、フビンである。よかれと思って治療したことが、裏目に出たのだから。

「もう、これからは俺の患者は全員術前に精神鑑定してくれ!!」

と某先生は嘆いておられた。

当時医学生だった私たちは、

「なぜ黒いマントなんだろうか？　医者は白衣なんだから白いマントでは？」

とのんきなことを思ったものだ。

その後の裁判の行方は知らないが、まさか有罪じゃあないよね。

この脳外科医がすごい！

Ｋ大関連病院勤務のＩ医師が、脳外科医への道を選んだ理由を話してくれた。

最初、外科に入局した彼は、ほどなくしてがん告知の問題に直面した。当時はまだ、本人には病名を告知せず隠す方針の病院が多く、それは大変なジレンマであったという。

これはあくまでもＩ医師の意見だが、「脳外科ならば腫瘍が悪性でも良性でも手術で頭を開けるので、体幹部のがんより告知の悩みが少ない」と感じられたのだそうだ。

そのＩ医師には、忘れ得ぬオペがある。

Ｉ医師の勤務する病院に、ある女性が来院した（その患者の病名は伏せておく）。彼女は大変に美しいロングヘアの持ち主であった。

彼女は脳の疾患ゆえ、開頭手術をしなければ命が危うい状況であった。なのに彼女は手術を拒んだ。開頭手術では消毒の手間もあって、メスを入れる部分『術野』の髪の毛を剃らなければならない。しかし彼女は、「髪の毛を剃るならば手術はしたくない」と言う。

「手術をしなければ、命が危険な状態になってしまいますよ」

I医師は彼女を説得したが、彼女の決意は変わらなかった。

「この髪を剃るのであれば、手術は受けません」……と。

私も一応女のはしくれなのだが、この気持ちはわからない。私だったら、命にかかわる病気の治療のためならば、髪はまた伸びると信じて剃ってしまうだろう。彼女の髪への思いは私などより強いものだったらしい。

そこで、I医師は考えた。彼女の命を救いたい。だが、髪は女の命。髪を切るのは耐えられないと彼女は言う。ならば、頭を剃らずに手術をすればいい。

I医師は、前代未聞のロングヘア開頭手術に踏み切った。

頭髪を剃らないと消毒がしにくい。感染症が起こったら自分が責任をとることにして、ナースの手を借りず、I医師は自ら彼女のロングヘアを念入りに洗髪・消毒した。そして消毒済みのロングヘアを分け、その分け目から手術を行ったのだ。

幸い術後の感染症も起こさず彼女は治癒したそうだが、女性患者の固い決意も驚きだったし、ロングヘア手術を決行したI医師にも大いに驚かされた。

【追記：開頭手術では、普通は頭を剃ります！　このケースは幸い無事でしたが、感染症の危険が無視できないので真似はしないでくださいね。】

この麻酔科医がすごい！

教授や助教授が美味い食事をおごってくれる、医学部懇親会でのこと。6人（うち女子は私含め2人）の医学生グループで、麻酔科の助教授（当時）とイタリアンレストランへ行った。

助教授がワインをごちそうしてくださり、料理の美味しさも極まって、学生たちはハジケすぎた。みんな早くからできあがってしまい、「先輩のナニナニさんが芸能人そっくりで」と内輪の部活の話など始める。そこにはその部活の関係者が数人いたので盛り上がっていたが、違う部活の私も、もちろん部活事情などご存じない助教授も話に入り込めず、ポカンとするばかり。

ま、飲みますか……とはぐれ者同士、グラスを傾ける。

「そういえば、麻酔って効くメカニズムが完全には解明されていないのですってね」と必死で乏しい知識を動員し、助教授に麻酔の話題をふる私。気分はコンパニオンである。

なんだか難しくもありがたいお話をしていただいたが、ひとりでワイン一本あけているので耳から耳へと抜けてしまった。申し訳なし。

だが、助教授が語ってくださったびっくりな話をひとつだけ覚えている。

脳外科手術の際に、針麻酔をしたそうなのだ。針麻酔＋脳外科といって思い出すのは楳図かずお氏のホラー漫画『洗礼』。あれは少女の顔に針を打ちまくって、ハリネズミみたいな外見になるのがすごく怖い。針でも麻酔って（しかも開頭手術で）本当にできるのね〜!! と東洋医学の神秘に私は感心しきりであった。

麻酔薬も薬物なので回復に解毒・分解を要するため、ある程度の体力を奪ってしまうことは否定できない。だが針麻酔を使うと、術後の患者さんの回復が薬物による麻酔よりも早い印象があるのだとか。針麻酔、いいことずくめじゃん!!

しかし、針麻酔が広まらない理由もあった。針だと麻酔をかける際、施術者にかなりの集中力を要するそうで、薬剤麻酔のように麻酔科医がいて設備があればできるわけではないみたい。

頭皮に何本も針を刺すと思うとちょっぴりビジュアル的に怖いような気もするけれど、回復が早いのなら背に腹はかえられない。私がいざ開頭手術というときは、ぜひこの助教授に針麻酔でお願いしたいと思う。

この病理医がすごい！

考えは高潔、ふるまいは紳士なことから女子医学生の熱狂的人気を集めた病理学教室、H教授（私の在学当時）のお話である。

H教授の父上が病で入院された。最善と思われる手をつくしたのだが、治療の甲斐なく父上は逝去された。H教授は、父上の進行していく謎の貧血のことが医師として気になっていた。

自分は病理医である。父の死因は自分が解く。H教授は、父上の遺体を解剖することに決めた。

我が国には、遺体はなるべく傷つけないでおきたいという考えがある。それゆえに、亡き父上を解剖すると宣言した教授に対しても、親族から「解剖なんてかわいそうじゃないか、亡くなった者をさらに傷つけてどうするんだ」という意見があったらしい。

しかしH教授は、断固とした意志をもって病理解剖を行った。体を開き中を診ると、主たる死因は解剖前に教授が予測していた疾患で間違いなかった。あの謎の貧血、治療にも反応せず徐々に進行していった貧血が、後縦隔と呼ばれる背面内部における隠れた大出血に起因していたことを、Ｈ教授は解剖によってつきとめたのだった。

「原因が判明し、解剖を行って良かったと思います」と教授は言った。

医学生の間でも「親の解剖、オレには出来ない」「でもすごいよね」など意見交換がなされ、考えさせられた話であった。

自分の親と思うと出来ない、人としてそういう考えもあるだろう。なかなか出来ることではない。しかし、教授はやりとげた。そこから得られた知識は、さらに新たなる患者さんのために生かされていくことだろう。ますます、教授を尊敬した一件であった。

このニセ医者は、すごい？

2007年のこと、偽造免許のニセ医者が逮捕された。30代の男性が無免許で診療をしていたのだ。無免許医って、漫画『ブラック・ジャック』じゃないんだから……。

2001年にもニセ女医が逮捕された。「医師免許は持っているけど今手元にない」と言い訳してその場をしのぎ、病院に眼科医として勤めていたのである。夫も自分の妻は女医だと信じていたそうだ。

ニセ女医は治療行為も、ものもらい（麦粒腫）の手術程度ならば行っていたという。種明かしをすれば、彼女は受付だか何かで眼科医院に長年勤務していて、治療法などを覚えたらしいのだね。まさに「門前の小僧、習わぬ経を読む」ってヤツだ。

「医師免許は今手元にないので」でごまかしちゃうニセ女医もすごい度胸だと思うが、男性のニセ医者のケースでは、実在する医師の医籍番号をコピーし、偽造医師免許まで作っていたというのだから驚きだ。手が混んでいる。それだけの手間をかけたゆえに、

20箇所あまりの診療所を渡り歩いても、なかなか発覚しなかったんだろう。

医師免許はどんなものかというと、よくレストランに飾ってある調理師免許みたいな賞状型なのである。とても携帯できるような大きさではないし、身分を証明する写真や住所などは記載されていない。携行可能な車の運転免許証みたいにしてくれたらいいのに、とよく思ったものだ。

そして、ニセ医者事件でいつも言われるのが「患者の評判はよかった」ということ。まあ、評判が悪かったら「本当に医者なの？」って疑問が周囲にわいてきてもおかしくないので、よくせざるを得なかったのだろうが。

私が驚いたのは、本物の医師免許を持つ研修医でも信用を勝ち取るのは容易ではないのに、これらのニセ医者（もしくは無免許医）が、患者や雇い主から信頼されていたことだ。その人だましテクニックがすごい。よほど社交術に長けていたのだろうか。罪をつぐなった後は大学病院で講演でもして、患者に信頼してもらえるノウハウを新米研修医に伝授してはどうか。

笑っちゃうのが、いつも私立Ｋ大学がこれらニセ医者の偽りの出身大学として利用されていることだ。またかよ!!　と思ってしまったよ。笑い事じゃないんだけどさ。

＊

これらの事件以前にも、某温泉地にニセ女医が出没したことがあった。

「私はK大医学部出身だから、健康のこと相談してちょうだい」

と女医を名乗る女が、湯治に来た客から相談料と称して金をだまし取ったのだ。

本当にK大医学部出身の私ですら、そんなオイシイ目には遭っていないというのに、図々しいにもほどがある。K大の研修医シゴキはすごいですぜ。それを知らないくせに、軽々しくK大と名乗ってほしくないな。

こういうニュースで必ず報道されるのが、ニセ医者の「高収入」「豪遊」ぶり。眼科に勤務していたニセ女医も、ブランド三昧の生活であったという。男性のニセ医者も「高級マンション」「優雅な生活」と報道されていた。

ニセ医者で問題なのは、医者はそんなに簡単な仕事ではないということだ。

医者と偽る人には、国家試験の問題集がどれほど厚く膨大か書店で見てもらいたい。国家試験はほんの入り口にすぎず、合格後は果てしなく更新され続ける医学専門知識を吸収する研鑽の日々が待っているのだ。

命を扱うのだ。甘い仕事ではない。ニセ医者は、重大な判断ミスをして、結果患者が亡くなったり後遺症が残ったらどうするつもりであったのか。見様見真似では、どうにもならない領域があるのだ。

医者イメージの今昔

昔、医者は血膿に触れることもあるがゆえに、ケガレを扱う職とされていた。当時はやんごとなきお方の脈を診るのに医者が直接触れることは許されず、患者の手首に糸を巻いて、その糸の振動から脈拍を読み取ったりしたそうである。不浄の職業扱いから、そんなややこしい手続きでなければ貴族を診察することもできなかったのだ。

太古では医者＝まじない師であったが、科学の進歩と共に医者は現代の医者らしくなっていった。魔術師の子孫が内科医、床屋の子孫が外科医だという。医学発展の歴史を習う「医史学」の講義でそう聞いた。

近代医学が広まるにつれ不浄のイメージはなくなり、医者は「お医者さま」として地位や収入が向上していった。

そしていつごろからだろうか、日本ではおそらくアメリカ訴訟社会のメンタリティが浸透してからと思われるのだが、かつての「お医者さま」は、ただの「医者」になっていったらしい。

研修医時代、先輩医から聞いた忘れられない話がある。

その先生が若かったころ、診察で何の薬を出そうかと臨床薬辞典をひもといていると、

「まあ先生、私のためにあんな分厚い本を調べてくださって……」

と患者に感謝されたという。

ところが今、同じことをすると、

「あの医者、今ごろ本で調べてやがる。このヤブが！」

と患者から叱責されるのだそうだ。これは極端だと思うけれど、象徴的な話ではある。

もうひとつ、先輩から聞いたちょっと怖い噂があった。

大学病院の待合室に、患者でもない何者かがいるという。彼らは親切そうに微笑んで、

「あなたはどちらが悪くていらっしゃるの？」

などと訊いてくる。巧みに自分のことは話さずに、患者の情報を一方的に訊き出すだけである。

彼らは治療や診療のあれこれを話させて、これはと思う話に出会うと、

「あなた、それは医療過誤じゃありませんか？」

「あなた、それは人体実験ではないですか？」

などと病院を非難し、

「裁判にしたら勝てます。いい弁護士がいるので紹介しましょう」

と、裁判にもっていこうとするのだそうだ。親切ごかしの彼らは、いったい何者なんだろうか？

先輩医は、そんなことがあるのも医師の権威と患者の信頼が薄くなったせいであろう、と嘆いていた。

医師の権威は、なぜ失われたのか？　権威にあぐらをかいた傲慢な医者が、少なからずあったせいなのだろうか。そういう一部の不道徳な医者の行いが巡り巡って、医療業界全体への信頼感をそこなったのだとしたら、なんとも残念なことだと思う。

エピローグ
おわりに　女医、でした

好きなものを食べ放題で痩せる方法をご紹介しよう。

ダイエットなんて簡単である。摂取カロリーを落として消費カロリーを増やせばいいのである。理屈はこのように簡単であるのに、実行が難しいのだが。

研修医時代は痩せていた私。病棟勤務で丑三つ時に冷えた宅配ピザを食おうが、当直で患者の列が切れた午前1時に屋台で脂ぎったラーメンをすすろうが、昼にからあげ弁当&夜に天ぷら定食を食おうが、製薬会社の接待で中華料理フルコースや特上焼き肉を連日食おうが、けっして太らなかった。

激しく病院内を雑用で動きまわったり、極寒の手術室に長時間滞在したりと医者生活はカロリー消費にはことかかなかったので、いくら食べても「やや痩せ」状態を維持できていたのだ。

結婚して病院勤務を辞め、主婦生活を満喫していたところ1年で8kg太ってしまい大ショック。運動(雑用)しなくなったのに、食べる量が変わらなかったのだから自業自得だ。スポーツ選手が引退すると急に丸くなる理由がわかった。

今もこつこつ痩せようと、研修医時代に身につけた食いだめや早食い(5~10分でかきこむ)はしないで、よく嚙んでゆっくり食べるようにしたり、単品ダイエットなど極端な食事制限はしない、ヒマを生かしてお散歩する、など健康のため努力している。

ふたたび病院勤務に戻れば、食べ放題でもスイスイ痩せられることは明白なのだが、しばらくはのんびりと自己流痩身をめざす私であった。

＊

さて、これで終幕となりますが、お楽しみいただけましたでしょうか。

エグめの話もございましたが、これも医学生や研修医の飾らぬナマの姿です。過半数は自分のドジや恥をさらしていただけのような気もするけれど、どれもが一所懸命だった思い出です。

内容はすべて私が医療現場もしくは医学部講義で見聞きした実話ですが、プライバシーのため患者さんの状況は多少変えてあります。また、過去のことゆえ現状とは異なる点もあるかもしれません。

＊

最後に、医師をめざしていらっしゃる方へ。
責任重大なだけに、大変にやりがいのある職業です。
勉強好きで体力があって、なおかつ人間が好きな人であれば言うことなしです。
熱意ある方の医学界へのご参加をお待ちしています。
本書によって、病院や医師に親しみを感じていただけたらうれしく思います。

本書は２００９年2月にバジリコより刊行された
『女医裏物語』を加筆修正、文庫化したものです。

ＤＴＰ制作　株式会社ワコープラネット

文春文庫

女《じょ》医《い》裏《うら》物《もの》語《がたり》
禁断《きんだん》の大学病院《だいがくびょういん》、白衣《はくい》の日常《にちじょう》

定価はカバーに
表示してあります

2011年6月10日　第1刷

著　者　神《じん》　薫《かおる》

発行者　村上和宏
発行所　株式会社　文藝春秋

東京都千代田区紀尾井町 3-23　〒102-8008
TEL　03・3265・1211
文藝春秋ホームページ　http://www.bunshun.co.jp

落丁、乱丁本は、お手数ですが小社製作部宛お送り下さい。送料小社負担でお取替致します。

印刷・図書印刷　製本・加藤製本
Printed in Japan
ISBN978-4-16-780134-2

（　）内は解説者。品切の節はご容赦下さい。

井口俊英
告白
大和銀行巨額損失事件！　米司法当局に逮捕されたトレーダーが獄中で綴った全真相。出所した著者の百枚の書き下ろし「その後の私」をえて堂々の文庫化。日本金融業の墓碑銘――。
い-40-1

井口俊英
刑務所の王
大和銀行巨額損失事件で投獄された著者が独房で隣り合わせた男は、全米の刑務所を支配する秘密結社ABの創始者だった。アメリカの裏面史を描く傑作ノンフィクション。（茶木則雄）
い-40-2

石丸元章
平壌《ピョンヤン》ハイ
日本人拉致、核兵器保持、ミサイル発射……疑惑の飛び交う世界一ミステリアスな国にジャンキーが紛れ込んだ！　アブなくてめちゃくちゃクレイジーな北朝鮮ツアー旅行記。（重松　清）
い-46-3

稲泉　連
僕らが働く理由、働かない理由、働けない理由
引きこもり、フリーター、不登校……。「社会」に違和感や不安を抱きながらも人生を模索する同世代の八人の若者を取材し、現代の「青春の悩み」をすべての世代に伝える一冊。（重松　清）
い-65-1

上野正彦
死体は語る
もの言わぬ死体は、決して嘘を言わない――。変死体を扱って三十余年の元監察医が綴る、数々のミステリアスな事件の真相。ドラマ化もされた法医学入門の大ベストセラー。（夏樹静子）
う-12-1

魚住　昭
特捜検察の闇
東京地検特捜部と住管機構――。二つの絶対正義と対峙した二人の異色の弁護士を描いた傑作ノンフィクション。検察の〝裏金疑惑〟を描く新章「内部告発」を追加！（中嶋博行）
う-15-1

奥野修司
心にナイフをしのばせて
息子を同級生に殺害された家族は地獄の苦しみの人生を過ごしていた。しかし、医療少年院を出て、「更生」した犯人少年は弁護士となって世の中で活躍。被害者へ補償もせずに。（大澤孝征）
お-28-3

（　）内は解説者。品切の節はご容赦下さい。

世界禁断愛大全
桐生　操
「官能」と「耽美」と「倒錯」の愛
カポーティ、ジョンベネ、チャップリン、ヒトラー、コクトー……「ホモ・セクシュアル」「近親相姦」「ロリコン」など、世界中から集めた衝撃のエピソード満載の傑作人物伝。
き-25-4

世界極悪人大全
桐生　操
「野心」と「渇望」と「狂気」の果て
毛沢東、ヒトラー、フセイン、マルコスら世界を震撼させた独裁者や、歴史に残るペテン師たち、チャールズ・マンソン、ネヴィル・ヒースら猟奇的殺人者、全26人の悪党が登場。（中村うさぎ）
き-25-5

裁判長！　ここは懲役4年でどうすか
北尾トロ
裁判って誰でも傍聴出来るって知ってた？　全くの興味本位で様々な裁判を傍聴してきた著者の爆笑傍聴記。DV、強姦、殺人……小説よりもワイドショーよりもリアルな現場。（角田光代）
き-26-1

裁判長！　これで執行猶予は甘くないすか
北尾トロ
大反響の『裁判長！　ここは懲役4年でどうすか』待望の続篇。男泣き大安売りの被告人にキャラも十人十色の裁判官。文庫版スペシャル・伊藤理佐さんの初傍聴体験マンガも必読。
き-26-2

詐欺師のすべて
久保博司
あなたの財産、狙われてます
専門知識を駆使し、法の抜け穴をかいくぐる！　世間を騒がせた林真須美の保険金詐欺など、あの手この手で土地や金品をだまし取る、現代の詐欺師たちの暗躍を描く。（伊野上裕伸）
く-22-1

少年A　矯正2500日全記録
草薙厚子
神戸児童連続殺傷事件から七年、「少年A」がついに仮退院した。医療少年院で行われた極秘の贖罪教育・矯正教育について初めて明かす「少年A更生プロジェクト」の全容。（有田芳生）
く-26-1

東大落城
佐々淳行
安田講堂攻防七十二時間
放水に煙る時計台、炸裂するガス弾……昭和四十四年一月十八日、学園紛争の天王山といわれた東大安田講堂の攻防を投石を受けながら指揮した著者が再現したドキュメント！（早坂茂三）
さ-22-2

（　）内は解説者。品切の節はご容赦下さい。

佐々淳行
連合赤軍「あさま山荘」事件
厳寒の軽井沢の山荘であのとき一体何が起きたのか？　当時現場で指揮をとった著者のメモを基に十日間にわたって繰り広げられた攻防の一部始終を克明に再現した衝撃の書。（露木　茂）
さ-22-5

坂本敏夫
元刑務官が明かす　死刑のすべて
起案書に三十以上もの印鑑が押され、最後に法務大臣が執行命令をくだす日本の死刑制度。死刑囚の素顔や日常生活、執行の瞬間……全てを見てきた著者だからこそ語れる、死刑の真実！
さ-44-1

坂本敏夫
元刑務官が明かす　刑務所のすべて
1日のスケジュールや食事の献立、持ち込める物品など衣食住の基本から、刑務作業の賃金、資格取得の実態、所内でのトラブルや賞罰など、刑務所にまつわるあれこれを元刑務官が明かす。
さ-44-2

「少年A」の父母
「少年A」この子を生んで……
父と母 悔恨の手記
十四歳の息子が、神戸連続児童殺傷事件の犯人「少年A」だったとは！　十四年にわたるAとの暮し、事件前後の家族の姿、心情を、両親が悔恨の涙とともに綴った衝撃のベストセラー。
し-37-1

高村　薫
半眼訥訥《とつとつ》
第二の敗戦と評される現在、我々は何をなすべきなのか。国というもの、労働、家族、都市と風土、住まい……。この国を取り巻くさまざまな問題を透徹した視線ですくい上げる雑文集。
た-39-2

高木　徹
大仏破壊
ビンラディン、9・11へのプレリュード
二〇〇一年三月、タリバンに爆破されたバーミアン大仏。その裏には「9・11」へ突き進むビンラディン一派の策謀が蠢いていた！　大宅壮一賞受賞の傑作ノンフィクション。（関川夏央）
た-63-1

永沢光雄
AV女優
バブル崩壊でAVへ。留学資金を稼ぐため。これがAVだっていう作品を作りたい。エリートコースから跳び出したお嬢様。三度父親が替わった少女……この時代を生きる少女たちの記録。
な-38-1

（　）内は解説者。品切の節はご容赦下さい。

永沢光雄
AV女優2
おんなのこ
一九九六年から九九年にかけてアダルト・ビデオの世界を駆け抜けた「おんなのこ」たちへのインタビュー集。この街、この時を生きる少女たち三十六人が、いまその心のうちを語りだす。
な-38-2

中村久瑠美
離婚バイブル
キャリア三十年のベテラン弁護士が人生の一大事に直面した女性たちに贈る実践書の決定版。離婚についてのあらゆる疑問に答える。巻末にわかりやすい養育費・婚姻費用の算定表付き。
な-56-1

林　郁夫
オウムと私
普通の医者が、なぜ、地下鉄にサリンを撒くことになってしまったのか。なぜ、オウムに入り、教祖に重用され、幹部となり、そして離れたのか。自らの全存在を賭して書き綴った獄中手記。
は-22-1

広瀬　隆
地球の落とし穴
ダイアナ妃はなぜ「あの男」と死んだのか。アジアの株価暴落、遺伝子操作の魔力、インターネット。続発する怪事件の裏に潜むトリックを解き明かす、驚嘆のノンフィクション・エッセイ。
ひ-5-2

藤原智美
暴走老人！
役所の受付で突然怒鳴り始める。コンビニにチェーンソーで脅しをかける。わずかなことで怒りを爆発させる老人たちの姿と、その背後にある社会や生活の激変を考察する。（嵐山光三郎）
ふ-29-1

三浦　展《あつし》
マイホームレス・チャイルド
下流社会の若者たち
『下流社会』の著者がその原点と語る「若者がわからない人」必読の書。なぜ彼らは地べたに座り、路上で食べ、ゆるい人生を好むのか？　「新人類」とは全く違う行動を鋭く分析。（重松　清）
み-30-1

三浦　展
団塊世代の戦後史
ベストセラー『下流社会』の著者による目からウロコの団塊世代論。フリーターも友達夫婦も、みんなここから始まった。誰もがなぜか懐かしい団塊世代の風景がここにある。（香山リカ）
み-30-2

（　）内は解説者。品切の節はご容赦下さい。

村上春樹
約束された場所で
underground 2

癒しを求めた彼らが、なぜ救いのない無差別殺人に行き着いたのか。オウム信者、元信者へのインタビューと河合隼雄氏との対話によって、現代の心の闇を明らかにするノンフィクション。

む-5-4

山崎朋子
サンダカン八番娼館

近代日本の底辺に生きた女性たち〝からゆきさん〟をたずね、その胸底に秘めてきた異国での体験を丹念に取材した大宅賞受賞作。『サンダカンの墓』も収録する「底辺女性史」の決定版。

や-4-8

山本七平
「常識」の研究

日本の戦前・戦後を通じていえることは「権威は消えたが常識は残った」である。常識つまり生活の行動規範とそれを基とした事象への判断を取り上げ、国際化時代の考え方を説く。

や-9-6

山田昌弘
家族ペット
ダンナよりもペットが大切!?

ペットは現代人にとって人間以上にかけがえのない〈感情体験〉を与えてくれる家族。格差社会における新しい処方箋でもある。現代家族が浮き彫りになる感動のペット論。（細川貂々）

や-39-1

山田昌弘
新平等社会
「希望格差」を超えて

ニューエコノミー以降、中流生活が崩壊し、社会の「底抜け」が始まった。格差の実態とは？　生き残りに必要なのは何か？　新しい日本社会のあり方を提案する刮目の書。（雨宮処凛）

や-39-2

米本和広
カルトの子
心を盗まれた家族

平凡な家庭にカルト宗教が入り込むと、子どもたちはどうなるのか。オウム、エホバの証人、ヤマギシ、統一教会を中心に心を盗まれた家族の実態を描く渾身のルポルタージュ。（斎藤　環）

よ-22-1

小林由美
超・格差社会アメリカの真実

富の六割が五％の金持ちに集中、国民の三割が貧困家庭である米国格差社会はどのように形成されたかを解きながら、それでも米国が「心地よい」理由を探る。明日の日本の姿がここに。

経-6-1

（　）内は解説者。品切の節はご容赦下さい。

青木新門
納棺夫日記　増補改訂版
〈納棺夫〉とは、永らく冠婚葬祭会社で死者を棺に納める仕事に従事した著者の造語である。「生」と「死」を静かに語る、読み継がれるべき刮目の書。（序文・吉村　昭　解説・高　史明）
あ-28-1

青木新門
寺田周明　写真
転生回廊　聖地カイラス巡礼
チベット仏教における宗教の聖地・カイラス。アカデミー賞映画「おくりびと」の原点となる『納棺夫日記』で生と死に対する深い洞察を記した著者は、カイラス山までの巡礼でなにを思ったか。
あ-28-2

吾妻博勝
新宿 歌舞伎町 マフィアの棲む街
売春クラブ、殺し屋、麻薬・拳銃密売、現金強奪――。東アジア・中東・南米と、あらゆる地下犯罪組織が入り乱れる新宿歌舞伎町に、気鋭のライターが潜入取材した迫真のルポ。（馳　星周）
あ-34-1

吾妻博勝
新宿 歌舞伎町 新・マフィアの棲む街
頻発する暴力団・中国人の混成強盗団による犯罪。密航、覚醒剤密輸の驚くべき実態。激変した地下の勢力図。日本の闇社会にいま何が起きているのかを明らかにしたルポルタージュの傑作。
あ-34-2

麻生　幾
極秘捜査
政府・警察・自衛隊の［対オウム事件ファイル］
世界史上初めて、化学兵器〈サリン〉での無差別テロを行なったオウム真理教。日本政府、警察、自衛隊が、いかに壮絶に戦ったのか、未公開資料をもとに〝戦争〟のすべてを緻密に描く。
あ-38-1

石丸元章
SPEED スピード
覚醒剤で、人間はどう狂うか？　コカイン、ハシシ、スピード、LSD……。取材ライターの立場から薬物中毒者へと転落した著者の、三年間の明るく壮絶なドラッグ体験記。（高橋源一郎）
い-46-1

石丸元章
アフター・スピード
留置場→拘置所→裁判所
これが犯罪者ってもんさBaby!!　ドラッグにはまって逮捕され、拘置所で暮らした二カ月半を描いたオフビート感覚の監獄ノンフィクション。話題作『SPEED』続篇。（矢作俊彦）
い-46-2

（　）内は解説者。品切の節はご容赦下さい。

石井光太
物乞う仏陀
アジアの路上で物乞いをする子供や障害者たち。彼らは日々、何を考えて生きているのか。インド、タイ、ネパール、カンボジア、ミャンマーなどを巡り、その実相を伝える。大宅賞候補作。
い-73-1

奥野修司
ねじれた絆《きずな》
赤ちゃん取り違え事件の十七年
小学校入学直前の血液検査で、出生時に取り違えられたことが発覚。娘を交換しなければならなくなった二つの家族の絆、十七年の物語。文庫版書きおろし新章「若夏《うりずん》」を追加。（柳田邦男）
お-28-1

奥野修司
ナツコ　沖縄密貿易の女王
米軍占領下の沖縄は、密貿易と闇商売が横行する不思議な自由を謳歌していた。そこに君臨した謎の女性、ナツコ。誰もがナツコに憧れていた。大宅賞に輝く力作。（与那原　恵）
お-28-2

大崎善生
ドナウよ、静かに流れよ
ドナウ川で日本人の男女が心中――。偶然目にした新聞記事から、三十三歳の指揮者と十九歳の女子大生の出会いと葛藤、夢と挫折の足跡を辿った、感動のノンフィクション。（川本三郎）
お-39-1

桐島洋子
淋しいアメリカ人
性の自由をむさぼりながら愛の不毛にいらだち、崩れゆく家庭からさまよい出て新しい人間のきずなを求める男と女。夫婦交換パーティや未婚の母の家など、アメリカ生活の体験ルポ。
き-2-1

黒沼克史
少年にわが子を殺された親たち
最愛のわが子が未成年の加害者によって命を奪われたら。少年法の厚い壁に阻まれ、あらゆる理不尽に耐えることを強いられた六つの家族の苦悩を描く傑作ノンフィクション。（後藤正治）
く-18-2

近藤紘一
サイゴンから来た妻と娘
戦火のサイゴンで子連れのベトナム女性と結婚した新聞記者が、家庭内で起こる小事件を通してアジア人同士のカルチャーギャップを軽妙に描く。大宅賞受賞作品。（井尻千男）
こ-8-1

（　）内は解説者。品切の節はご容赦下さい。

バンコクの妻と娘
近藤紘一

ベトナム人女房の内助で中越戦争をスクープした記者の気掛かりは東京に残したわが娘、ベトナム少女の学力の遅れだ。娘心を温かく包む父性愛を通じ文化の本質に迫る。（太田治子）

こ-8-2

地の漂流者たち
沢木耕太郎

自衛隊、アングラ演劇、ピンク映画、歌謡曲、零細工場などにあって、それぞれの生きがいを模索しつつ、七〇年代の青春を流れゆく若者たちの生々しい心情を自らの目と足で捉えた。

さ-2-3

紙のライオン
沢木耕太郎

路上の視野Ⅰ

ノンフィクション作家として真摯に方法論を模索しつづけてきた著者が、何故書くのかについて語るとともに、体験的な取材論、ニュージャーナリズム等について率直に綴る。（黒川　創）

さ-2-5

地図を燃やす
沢木耕太郎

路上の視野Ⅲ

著者は二十代に「三十すぎると自分に可能なことが地図のようにはっきり見えてくる」との言葉に強い印象を受けた。しなやかな感受性を通して見た異国、自分自身を語る。（新井敏記）

さ-2-7

馬車は走る
沢木耕太郎

三浦和義、趙治勲、石原慎太郎、小椋佳、山田泰吉、多田雄幸ら六人の運命という名の馬車に束の間同乗して、それぞれの心を克明に描き切った人物ノンフィクション。（小林信也）

さ-2-8

夕陽が眼にしみる
沢木耕太郎

象が空をⅠ

これからいくつの岬を廻り、いくつの夕陽を見ると、日本に辿り着けるのだろう……。ノンフィクションにおける「方法」と真摯に格闘する日常から生まれた、珠玉の文章群。（一志治夫）

さ-2-10

不思議の果実
沢木耕太郎

象が空をⅡ

インタヴュアーの役割とは、相手の内部の溢れ出ようとする言葉の湖に、ひとつの水路をつなげることなのかもしれない……。デビュー以来、飽くことなく続く「スタイルの冒険」。（和谷　純）

さ-2-11

（　）内は解説者。品切の節はご容赦下さい。

沢木耕太郎
勉強はそれからだ
象が空をIII

ただの象は空を飛ばないが、四千二百五十七頭の象は空を飛ぶかもしれないのだ……。事実という旗門から逸脱する危険性を孕みながら、多様なフォームで滑走を試みた十年間。（小林照幸）

さ-2-12

沢木耕太郎
危機の宰相

安保闘争の終わった物憂い倦怠感の中、日本を真っ赤に燃え立たせる次のテーマ「所得倍増」をみつけた池田勇人、下村治、田村敏雄。三人の敗者たちの再生のドラマ。（下村恭民）

さ-2-13

沢木耕太郎
テロルの決算

十七歳のテロリストは舞台へ駆け上がり、冷たい刃を老政治家にむけた。大宅壮一ノンフィクション賞受賞の傑作を、初版から三十年後、終止符とも言える「あとがき」を加え新装刊行。

さ-2-14

沢木耕太郎
イルカと墜落

アマゾンの奥地で遭遇したピンクのイルカとひとつの事故。「死者はもとより重傷者さえ出なかったのは奇跡」といわれた惨事の中、そこにあるだけの「死」と向かい合ったブラジルへの旅。

さ-2-15

佐野眞一
大往生の島

瀬戸内海に浮かぶ老いた過疎の島で、人々はなぜかくも明るく逞しく生きているのか。きたるべき高齢化社会に一条の光をもたらす、著者会心のノンフィクション作品。（出久根達郎）

さ-11-6

斎藤貴男
カルト資本主義

ソニーと「超能力」、船井幸雄と「労務管理」、生きがい商法「アムウェイ」、京セラ「稲盛和夫」という呪術師……。バブル崩壊後、オカルティズムに傾斜する日本の企業社会を抉《えぐ》る傑作ルポ。

さ-31-1

斎藤貴男
機会不平等

ブリリアントな参謀本部かロボット的末端労働力か。九〇年代以降、財界、官界、教育界が進める階層の固定化。「機会平等」を失いつつある現状を暴露する衝撃のレポート。（森永卓郎）

さ-31-2

曽野綾子
神さま、それをお望みですか
或る民間援助組織の二十五年間

六人の女性と男性一人でスタートした「海外邦人宣教者活動援助後援会」の四半世紀にわたる活動の歩みを、会の運営維持管理の奮闘ぶりや海外における現場報告の二方面から詳細に綴る。

そ-1-23

立花　隆
東大生はバカになったか
知的亡国論＋現代教養論

文部省の「ゆとり教育」が生んだ高等教育の崩壊状況を徹底検証。その根本原因を文部省・東大の歴史に求め、日本を知的亡国の淵から救う処方箋を探り、現代における教養を論じる。

た-5-16

徳岡孝夫
妻の肖像

妻にガンが宣告された。残り時間は少ない――。稀代の名文家が妻との四十五年、そして別れを渾身の力を振り絞り綴った。愛しき人を持つすべての人に、本書を捧げます。（石井英夫）

と-14-2

永沢光雄
声をなくして

名インタビュー集『AV女優』の著者は、四十三歳の時、ガンで声を失った。明るく壮絶な闘病、そして夫婦愛。死に至るまでの克明な記録に「妻のあとがき」を併録。（末井　昭）

な-38-3

野中広務・野村克也
憎まれ役

天下御免の憎まれ役。二人には共通点が多い。血液型B。京都出身で、酒も煙草もやらない甘党。大食いにして、仕事好き。格差を這い上がった二人ならではの政治と野球改革論。（江本孟紀）

の-6-3

畠山重篤
リアスの海辺から
森は海の恋人

牡蠣・帆立を養殖する三陸の漁民が、ザビエル像が首にかけた帆立貝に導かれ、同じリアス式海岸のあるスペインに「森は海の恋人」の原点を追い求める「帆立貝」紀行。（木村尚三郎）

は-24-1

畠山重篤
森は海の恋人

ダム開発と森林破壊で沿岸の海の荒廃が急速に進んだ一九八〇年代、おいしい牡蠣を育てるために一人の漁民が山に木を植え始めた。森と海の真のつながりを知る感動の書。（川勝平太）

は-24-2